人体地图

人体解剖是怎么一回事

〔日〕坂井建雄 著

孙浩 译

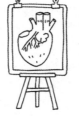

北京时代华文书局

图书在版编目（CIP）数据

人体地图 /（日）坂井建雄著；孙浩译 . — 北京：北京时代华文书局，2021.10
ISBN 978-7-5699-4383-2

Ⅰ . ①人… Ⅱ . ①坂… ②孙… Ⅲ . ①人体解剖学—图谱 Ⅳ . ① R322-64

中国版本图书馆 CIP 数据核字（2021）第 176104 号

北京市版权局著作权合同登记号 图字：01-2020-5156

OMOSHIROKUTE NEMURENAKUNARU KAIBOGAKU
Copyright © 2017 by Tatsuo SAKAI
All rights reserved.
illustration by Yumiko UTAGAWA
First original Japanese edition published by PHP Institute,Inc.,Japan.
Simplified Chinese translation rights arranged with PHP Institute,Inc.
Through Bardon Chinese Agency Limited

人体地图
RENTI DITU

著　者 |〔日〕坂井建雄
译　者 | 孙　浩

出 版 人 | 陈　涛
策划编辑 | 邢　楠
责任编辑 | 邢　楠
责任校对 | 陈冬梅
装帧设计 | 孙丽莉　段文辉
责任印制 | 訾　敬

出版发行 | 北京时代华文书局 http://www.bjsdsj.com.cn
　　　　　北京市东城区安定门外大街 138 号皇城国际大厦 A 座 8 楼
　　　　　邮编：100011　电话：010-64267955　64267677
印　　刷 | 河北京平诚乾印刷有限公司　010-60247905
　　　　　（如发现印装质量问题，请与印刷厂联系调换）
开　　本 | 880mm×1230mm　1/32　印　张 | 6　字　数 | 120 千字
版　　次 | 2022 年 3 月第 1 版　　印　次 | 2022 年 3 月第 1 次印刷
书　　号 | ISBN 978-7-5699-4383-2
定　　价 | 39.80 元

前言

先请读者回答一个问题："0岁、10岁、20岁，人体哪个年龄段的骨骼数量最多？"

正确答案是0岁。刚出生的婴儿有300多块骨头（也可以说有350块左右），其中包括一些分离的细小软骨。所以婴儿的头部和躯体是非常柔软的，颈部都无法直立。随着年龄的增长，人体的软骨生长为骨骼，分离的骨头逐渐愈合，成年以后我们共有206块骨头。

这些知识都是可以从书本中获得的，但是正确与否，就需要去验证。医学的发展，需要不断修改和验证前人遗留的史料，而人体解剖正是验证这些遗留史料的手段。

人体被称作神秘莫测的小宇宙。

我们在进行宇宙探索的时候，地图是不可缺少的工具。如果事先不做好准备，谁能保证不在宇宙中迷失呢？

解剖学正是这样一张人体地图，当我们在人体宇宙中遨游时，它指引我们到达我们想去的脏器和组织，并且告诉我们这些脏器和组织的功能和特性。

比如，对脑梗死患者实施血管扩张治疗术时，需从大腿根部动脉插入一根导管一直通向大脑。如果错误地插入其他血管，导管就会跑到心脏或者其他脏器，根本不能到达大脑。为防止错误的发生，必须对人体内部进行观察。医学院的学生通过人体解剖实习课，掌握肌肉、脏器的形状和位置，理解血管、神经的走向和分叉点等。

学习解剖学，需要观摩人体模型，记住大量的器官名称。初入门的学生总是认为，这门学科"实在太无聊了"，但是一旦开始上解剖实习课，又无一不是既紧张又激动：大家都看过解剖图，对人体充满好奇，而等待他们的实际情况却是，人体打开以后没有颜色上的区分，非常难以理解，再加上每个个体都存在差异，完全不像教科书上写的那样。

人体解剖，犹如在未知领域中探索宝藏一般，首先切开皮肤，剥离肌肉，再寻找脏器，这个工作很像研究博物学。

博物学正是通过对大自然进行全面、仔细的观察，从中获得知识。解剖学通过人体，探索自然界中那些不可思议的奇妙现象，深入人类的未知领域，体味大自然的魅力，学生们无一不被知识的魅力所感动。

普通人无法对人体进行解剖，但是又充满好奇，自己的身体内部到底是什么样的呢？虽然会感觉有些恐惧，但还是想一探究竟。

本书就会告诉读者人体解剖到底是怎么一回事。

本书不仅试图向读者诠释人体中的那些奇妙现象，还要带领读者感悟生命的尊贵。

好了，下面让我们跟随着人体地图，开启探宝之旅吧。

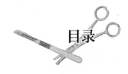

目录

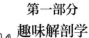
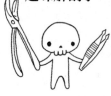
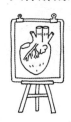

**第三部分
从解剖学角度
分析人体**

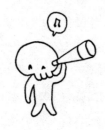

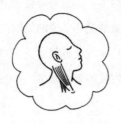

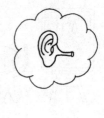

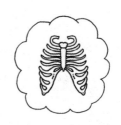

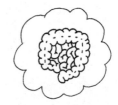

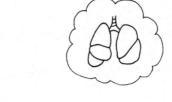

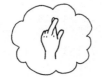

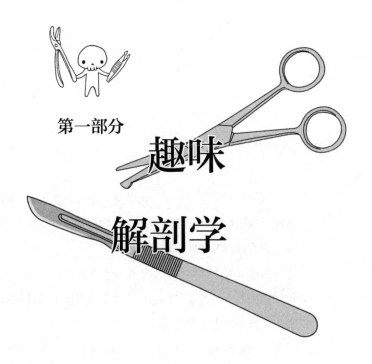

第一部分

趣味

解剖学

关于人体解剖

人体解剖的条件

医学院的学生是从学习人体解剖学开始步入医学的。进入医学院以后，首先学习解剖学、生理学或者生化学，然后通过患者进行临床医学的学习。

熟练掌握人体结构，对于医学工作者至关重要。人体结构知识固然十分重要，但是更为重要的是医生通过解剖，培养出了作为医生的职业感觉。

人体解剖通过手术刀，在患者独一无二的宝贵身体上留下深深的痕迹，不允许操作者有丝毫失误，且受《死体解剖保存法》的严格制约。进行人体解剖，需要满足以下四个条件。

第一，有合理目的。对人体进行解剖，需对综合医学或者口腔学的教育、研究起到积极作用。

第二，只可针对那些取得同意的人体进行解剖。解剖时须有保健所或相关机构的批准。在日本，只有大学里的解剖学、病理学、法医学的教授和准教授，可以在不经批准的情况下进行解剖。学生的解剖实习，原则上需有解剖学教授、准教授的指导，即解剖需在专人的指导之下进行。

第三，对解剖场地的规定。须在大学医学院、口腔学院配置的专用解剖实习室进行解剖。

第四，解剖者须持有正确的伦理道德观念。解剖者不得有不尊重遗体捐献者及其家属的行为。

笔者认为，这四个条件中，第四个条件是基础。爱惜遗体、尊重遗体，是多数人的情感。只有对遗体抱有尊重之心，解剖者在目的、操作、场地上才会做出正确判断，也就自然满足了其他三个条件。

我们不能忘记，解剖学这门学问的发展，完全出于人类的善良愿望。志愿者为了医学的发展，自愿贡献出了自己宝贵的遗体，那些尊重志愿者遗愿的家属，同意对遗体进行解剖，以供医学界研究。只要考虑到这些，就绝不会允许对遗体抱有一丝一毫的怠慢之心。

进入解剖实习室需要遵守严格的规定。多数大学明确规定，二年级学生开始解剖实习，允许以学习为目的的、有解剖经验的高年级学生和已经毕业的医生进入解剖实习室，不允许毫无经验的一年级学生进入。对初次接触遗体人群的资格进行规定，是为了对遗体保持高度尊重。对那些还没有任何心理准备，对遗体捐献理解不深的一年级学生而言，进入解剖室，只是出于兴趣，粗浅地看个大概，漫不经心地总结出一句"就这么一回事儿呀",然后到处宣扬自己心中留下的那一点点印象。这样的行为,无论对遗体捐献者还是对他们的亲属,都是极其不尊重的。出于同样的理由,不允许解剖实习的学生带亲属参观实习室。

总之,解剖实习室是一块"圣地",只允许获得批准的人进入。

三种解剖类别

最近,刑事连续剧中多有描写解剖的画面出现,普通人从中粗略地了解到人体解剖时的情形,而我们实际进行的真实解剖并非如此。

根据《死体解剖保存法》,可将人体解剖分为三类。

第一类是正常解剖,以教育和研究为目的实施的解剖为正常解剖。正常解剖是在大学的解剖学教室里进行的,其目的在于研究人体结构。正常解剖既是综合医学生和口腔医学生实习的一个环节,同时也是为了解剖学研究。正常解剖需对遗体实施长期保存处理之后开始进行,解剖时间长达数月,2~3年之后遗体才能归还家属。

第二类是病理解剖。该解剖是大学附属医院或者综合性医院为查明患者死因,在经家属同意之后实施的解剖。患者去世之后,马上被送往大学的病理学教室或者大型医院的解剖室，取出胸腔、腹腔中所需取出的脏器并加以保存，遗体会立刻归还亲属。

第三类是法医解剖。公安局的验尸官或者法医勘查案件现场之后，为查明死因而对遗体（非正常死亡遗体）实施的解剖。法医解剖是根据公安局警察的判定实施的，无须征求亲属同意。

遗体一旦经公安局判定需要解剖，就会立即送往大学的法医学教室或者大城市里的司法医院进行解剖，取出需要取出的脏器并加以保存。与犯罪有关的解剖称为"司法解剖"，与犯罪无关的解剖称为"行政解剖"。大家在电视剧上看到的解剖属于司法解剖。

在这三种解剖之中，正常解剖与其他两种的区别很大。

正常解剖的遗体因为严格实施了保存处理，所以很干净，也很安全。而病理解剖和法医解剖，是在遗体完全没有实施保存处理的状态下进行的。

人体里潜藏着多种病原体，可能具有传染性，解剖者有很大的被传染的风险。所以在进行这两类解剖时，要求操作者必须佩戴口罩、手套等防护用具，采取充分的感染防护措施，操作上必须十分谨慎。

人体一旦死亡，体内脏器和组织立刻开始腐烂。在进行病理解剖时，手术刀切入遗体露出内脏之后，臭气瞬间充满整个剖检室，这种臭气称作"尸臭"，衣服和头发上吸附的臭气，普通清洗根本无法洗掉。

所以法医解剖也有死后数日再实施的情况，毕竟遗体散发出剧烈臭气之后非常不好处理。为了查明死因，解剖就是在这样残酷的环境之下进行的。

　　综上所述，人体解剖的以上几个分类，各有不同的情况。

解剖实习的准备工作

注入福尔马林，防止遗体腐坏

为防止遗体脏器及组织腐坏，解剖学教室的教职人员对正常解剖使用的遗体实施了保存处理。

教职人员向大腿根部、皮肤下面的大腿动脉和拇指桡骨动脉处注入大约6升、浓度为10%的福尔马林溶液，整个过程需要几个小时，然后放置1~2日，等待其充分渗透。

福尔马林是一种含有低于40%甲醛（防腐剂）的水溶液，普遍应用于医学和生物学中。福尔马林对人体的危害性很大，一些黏合剂也使用福尔马林。福尔马林散发的甲醛气体，具有很大刺激性，众所周知，它是导致病态建筑综合征的原因之一。

师生如果直接解剖注射了福尔马林的遗体是十分危险的，所以，还需要采取用酒精去除福尔马林的措施。酒精溶液充分渗透人体之后，体内水分和福尔马林渗出体外，这种方法可以去除体内的大部分福尔马林。

过去的解剖台配有液槽，解剖中的遗体浸泡在盛有酒精的液槽中，解剖时将遗体抬高，解剖完毕后再放回液槽中。

笔者去日本顺天堂大学工作时，解剖台上的液槽已被拆除，只留下满满的回忆，解剖台配有液槽是20世纪四五十年代的事情了。

如今取代酒精液槽的是可以调节压力和温度、能够加速酒精渗透的快速处理装置。在40℃的环境下，酒精三周左右即可渗透全身。

采取这些措施之后，遗体上还是会残留有少量的福尔马林，另外酒精也有强烈的刺激性味道，所以解剖实习室必须配备空调。新型的空调设备无须对整个实习室通风换气，而是在解剖台处开设排气口，防止气味向四周扩散。

为防止遗体腐坏，必须降低解剖室的温度，夏季开放大量冷气，只有这样，才能保证遗体不腐坏。

我还是医学院学生的时候，这些设施尚未完善，解剖实习的条件十分艰苦。

曾经有一次，因为解剖时开窗飞进苍蝇，遗体上生了蛆，我负责的遗体也遭受了损害。当时我定睛一看，只见白花花的小虫在蠕动，不知道是什么东西，心里一慌赶紧去问老师。

老师走过来说"这是蛆"，然后什么也没做，转头就走了，那是博学多才的养老孟司先生。

我不放心，又去请教别的老师。这回老师拿来浓度极高的苯酚溶液，倒在蛆上，然后说"这下全杀死了"。当时看得我目瞪口呆。

现在根本无法想象，但是当时就是这个条件。

大脑最容易腐坏

遗体被实验室收纳，实施保存处理之前，还需剃光全部头发。学生看到的遗体都是光秃秃的。

注入福尔马林1~2日之后，将大脑取出。取出大脑的工作，有的大学让学生完成，但是更多的大学在学生操作前已将大脑取出。

由于从血管注入的福尔马林溶液很难渗透进大脑，所以必须将大脑取出并加以固定。

其实大脑很容易与头盖骨分离。在头皮处切个口子，剥开头皮，用电动骨锯锯开头盖骨的周边，取下顶骨，这样就能看到大脑。适当切断包裹大脑的硬膜，用手托着大脑，再切断与大脑相连的神经和脊髓的连接部，大脑完全取出后，就可以放入福尔马林溶液中浸泡固定了。

然后将头盖骨的顶骨还原，将皮肤还原缝合，将遗体复原至初始状态。学生在开始解剖实习时，并不知道大脑已被取出，只有当进行头部解剖时，学生才知道解剖体已经没有大脑，有的学生甚至还问："头皮上为什么有缝合的痕迹呀？"

取出大脑之后，将遗体浸入酒精溶液，析出大量福尔马林溶液后，将一具具遗体分别打包装入密封塑料袋中，在学生开始解剖实习之前，遗体与浸泡的酒精溶液存放在专用储藏柜。为区分遗体，工作人员会将序号、性别、年龄写在小牌上，系在每具遗体的手腕或者足踝处。

为遗体做准备工作

临近解剖实习日时，工作人员将遗体搬入解剖实习室，一具一具地抬到解剖台上。由于保管时遗体一直浸泡在酒精溶液中，所以遗体中会有酒精溶液渗出，大约1~2日以后遗体才会干燥。

每具遗体的情况都是不相同的：有的人丰满；有的人消瘦；有的人是肌肉体质；有的人手术痕迹重；有的人去世前长期卧床，四肢纤细，关节扭曲硬化。

每具遗体去世前的状态，都反映着逝者生前的生命状态。工作人员需根据遗体的实际情况，将其划分为供学生实习使用的遗体、供临床解剖研究用的遗体、供解剖学教室教员和研究生研究使用的遗体。

之后工作人员将遗体抬到解剖台上，为遗体做准备工作。每个大学的准备工作不尽相同，大多都是在逝者头上盖上一条头巾，用类似兜裆布那样的T型腰带盖住私处。谁也不愿意赤身裸体地面对他人，逝者也是同样。干燥的手脚不便于解剖，所以为防止手脚干燥，还需为遗体戴上手套，穿上袜子。

最后，用法兰绒质地的白布包裹遗体，并在外面套上透明塑料膜，这样就完成准备工作了。

解剖器具

学生必须牢记的事项

学生需在解剖实习开始之前，将解剖工具逐一放在解剖台的周边位置上。

学生还需准备放置解剖中产生尸体残片的不锈钢容器、打扫解剖台的海绵和抹布、收拾尸体残片的盆具等。学生自备解剖刀、解剖镊和解剖剪，实验室配备切骨锯、骨凿和肋骨剪等专用工具。

解剖实习室是禁止外部人员进入的"圣地"，所以当日解剖课结束后，学生必须负责清洁和收尾工作。

学生必须将解剖过程中散落在解剖台上的肢体残片全部放入不锈钢容器中，解剖时还会弄脏解剖台及其周围区域，最后必须清扫干净。实习室公共区域的卫生，由当天的值日班级负责。

实习后，包裹遗体的法兰绒布变脏，学生需用实习室配备的洗衣机清洗干净，使之一直保持清洁状态。

解剖器具

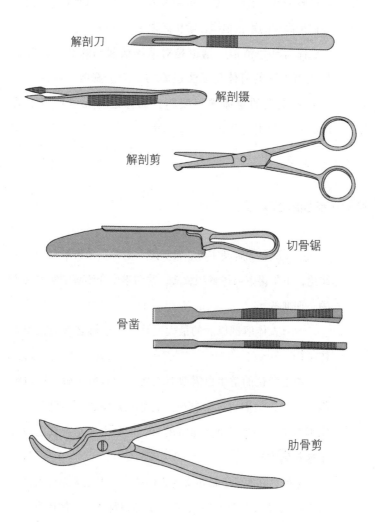

解剖刀

解剖镊

解剖剪

切骨锯

骨凿

肋骨剪

实习后的收尾和清洁工作十分重要。肮脏的解剖台和杂乱的解剖台，会影响学习欲望。为了保证解剖课上学生们始终保持高度的紧张情绪，学生必须主动打扫教室。

保持环境清洁，这也是对遗体最起码的尊重。要记住支离破碎的身体是无法还原的，为了看清人体内部，捐献者宝贵的身体遭到破坏，而做这种无可挽救事情的，正是学生自己。

第一次参加解剖实习

第一次参加解剖实习非常关键。老师早上讲解解剖实习绪论，下午讲解人体解剖意义，并向学生介绍解剖实习必要的心理准备。

学习人体解剖以后的最大变化，是能够客观地认识人体结构。

护士学校的学生也需要对人体结构有所了解，所以解剖实习时，他们也过来参观。老师经常举这样的例子：大家都知道，心脏是推送血液的泵，但是大家是否真正理解了这句话呢？

脑死亡在医学上被定义为人体死亡。但是大多数人，在自己的亲属大脑已经死亡，而心脏还在跳动，身体还有余温的情况下，不能接受亲人已经死亡的事实。

这是因为他们没有真正理解"心脏是推送血液的泵"这句话的含义，也就是说，他们不能客观地认识人体结构。

在解剖实习课上，用手托住心脏仔细观察，它像一个肌肉制成的口袋，除了能够推送血液之外，没有其他功能，就算眼前这颗心脏能够跳动，它最多也就只是起到一个泵的作用。解剖学就是这样，通过面对着脏器进行确认和观察，培养一双客观理性的眼睛。

再举一个关节运动的例子，观察关节结构和肌肉运动，理解在怎样力量的作用下，能够产生怎样的运动，这样的理解，对于一名医务工作者来说至关重要。在老师讲解了这些内容以后，学生开始进入解剖实习的过程。

所有学生必须穿上实习专用服，4名同学为一组，负责一具遗体，遗体左侧和右侧各由两名同学负责。解剖实习课共40节，每次下午3小时，共持续3个月。

遗体躺在解剖台上，取下塑料膜后，这具经历过丰富人生的遗体，跃然展现在面前。

首先解剖者感恩遗体捐献者，然后再开始解剖。

各个大学的解剖顺序不同，日本的大学大多是从颈部和臂部开始，然后是胸部、腹部、下肢、骨盆，最后是头部，这是最方便解剖的顺序。

过去不是这个解剖顺序，欧洲以前是腹部、胸部、头部，最后是手脚。之所以采用这个顺序，是因为保存技术还不够发达，需从容易腐坏的部位开始。

要解剖腹部和胸部，必须切开表面覆盖着的肌肉。上臂根部的胸大肌与上臂相连，覆盖在胸部上。另外，手部的血管和神经的根源是颈部，先解剖颈部，再顺着血管和神经到达上臂。上臂解剖完毕之后，接下来再解剖胸部和腹部，然后解剖足部、骨盆，最后是最精细的部位——头部。

所以，解剖是从颈部开始进行的。学生们在刚刚开始解剖时，往往不敢动手，在老师的反复催促和多次下狠心之后，才能把手术刀切入遗体。

然而奇妙的是，一旦切开人体，马上融入了这个世界，血管、神经、肌肉、脏器等人体的各个组成部分活生生地展现在眼前，学生们被大自然的杰作深深吸引，眼前的遗体，不再是一个死亡的身躯，已经变成了一个科学研究的解剖对象。

但是，学生们必须知道，自己面对的只是初次解剖时遇到的一个解剖个体，人和人体是不同的概念。

医学院的学生通过人体解剖课认识到，每个人体都同时具有共性和个性，每个人的身体都非常珍贵，都具有作为科学研究对象的价值。学生们在反复实习的过程中，掌握了冷静细致的观察能力和客观分析能力，积累了诊断与治疗的经验。

学生通过解剖实习，学到的不是知识而是经验

相信阅读本书的读者都是源于对人体的兴趣，也都通过解剖图多多少少地对人体结构有所了解。

医学院的学生也是一样，可以通过医学书籍获得知识，但是每具鲜活的人体，都有其各自的独特个性，这一点，学生必须通过解剖实习才能有所领悟。

人体解剖的第一步是剥离皮肤。但是每具遗体的皮肤厚度和硬度各不相同。如果切入时使用的力气相同，结果是瘦人可能切入得太深，丰满的人皮肤较厚，可能切入深度不够。

如果没有任何经验，只凭书本上的东西就开始操作，事先毫不掌握分寸，不知道应该使用多大力气，根本无法剥离。

刚才在身体的前面，终于找到了一点感觉，下面从身体的后背开始，若使用刚才的感觉去切，那可无法完成了，因为后背的皮肤比胸部和腹部的皮肤都厚，必须调整手上的力度。再剥离手上的皮肤，手上的皮肤很薄，之前所有的感觉完全被打乱了。

后脑勺的皮肤十分硬，据说学生们操作到这里就像过关一样发怵。面部器官是一个纤细的领域，解剖面部器官时如果不调整好手上的力度，面部的组织结构很容易遭到破坏。还有切除腭骨时，如果不知道如何用力，

皮肤的剥离方法

解剖从剥离体表覆盖的皮肤开始。

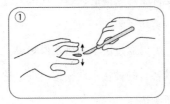

图1　按照箭头方向拉伸皮肤，并用手术刀划一个口子。深度到达真皮层时，口子自然裂开。

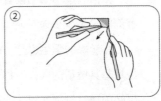

图2　在图1口子的垂直方向，再切一个口子，形成直角，用解剖镊按照箭头方向斜着拉大口子。

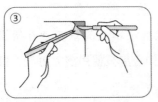

图3　在图2状态下用力拉大口子，剥离白色硬厚的真皮部分，留下皮下组织。

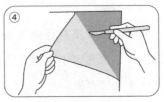

图4　继续图3的动作，拉大口子，剥离皮肤。

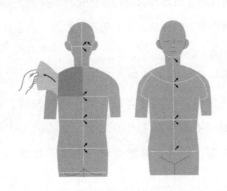

腭骨瞬间就会断裂。

　　遍布身体的神经有的几厘米，十分粗壮；有的不到1毫米，十分纤细。解剖神经时手上的感觉也随之变化，只有通过反复练习，才能用身体记住各个部位的软硬程度和应该使用的力量大小。

　　我解剖足部时，曾经经历过足部肌肉变成脂肪的实例。可以推测，这是由于逝者生前长期卧床无法行走造成的。

　　所以说，肌肉必须经常使用，关节不活动就会僵化，这样就能明白康复训练的重要性了。

还原解剖体

解剖体是一个人

上解剖课，就好像在与组成人体的各个成分打交道，这种感觉贯穿于前半段解剖过程之中。进入实习的后半部分，开始头部解剖时解剖者的感觉就会发生很大变化，会越来越强烈地感觉到我们用来解剖的解剖体是一个人。

实习过程中，遗体的面部始终遮盖着头巾。头部解剖时，头巾被摘掉了，人的表情显露出来。

颈部以下的部分已经解剖完毕，盖在法兰绒布的下面，只有头部裸露在外面，原本我们脑中的那个解剖体，瞬间变成了一个人。摘下法兰绒布，让颈部以下的部分和面部暴露在外，这时学生立刻坐立不安起来，认为看到了那些不能看的东西。

随着面部解剖作业的逐渐深入，学生的情绪慢慢稳定。特别是皮肤被剥离之后，学生又回到原来那个解剖体的世界。

对于解剖者来说极其重要的，是在解剖每一个重要部位时都下意识地提醒自己，自己解剖的是一个人。

临近三个月的实习期结束时，遗体的大部分都已经解剖完毕，身体的各个部分都被收纳在不锈钢容器里，内脏都分门别类地装在塑料桶中。到实习的最后一天，只有解剖后的一块块头盖骨留在解剖台上。

入殓

实习最后一天的工作，是清理实习室和遗体入殓。

学生需清理解剖台及其周边区域，将实习用过的器具清洗干净，放回指定架子。

清理工作结束之后，将遗体入殓。学生需将配给遗体的褥子铺在棺材里，将盖在遗体上的法兰绒布搭在棺材边缘，将不锈钢容器中的所有部分放入棺材，臂部、脚部、头部等大的部分放回身体原位，用布将遗体清理干净并全部装入棺材中，不要让任何部分留在外面。

收纳工作结束后，学生盖上棺材盖，将不锈钢容器清洗干净。待全部工作结束之后，返回座位上等待。

教授将写有逝者姓名的标签"已故××人士之棺"放在每个棺材上面，大声念逝者的姓名："已故××人士，感谢您的奉献。"

学生们将标签贴在棺材上面，此前三个月的实习期间，遗体都是通过序号进行区分的，只有到这个时候，学生们才知道逝者的姓名，此时学生们再一次深刻认识到，供自己解剖的解剖体是一个有名有姓的人。

　　火葬结束后，学校召集亲属，在有合作关系的寺院里，举行骨灰返还家属的"骨灰返还仪式"。对于学生来讲，参加解剖体骨灰返还家属的祭奠仪式是非常紧张的。从学生代表的发言中可以看出，他们在遗体面前是何等紧张与不安以及解剖学习带给他们的成长。学生代表的发言在家属中引起共鸣，祭奠仪式也是理解遗体捐献意义的良好场合。

解剖学需要遗体捐献

医学的进步与遗体捐献者

你是否读过日本作家佐田雅志的小说《眉山》？

这部小说描写的是捐献遗体的故事。小说的主人公在东京工作，某天接到母亲肝癌晚期的消息回到乡村，在这里她第一次听说了母亲已经报名遗体捐献的事情，母亲为什么要捐献遗体呢？主人公从女儿的视角，思考了母亲的整个人生，最后终于明白了母亲做出此决定的原因。

40多年前，我还是一名医学院学生的时候，很少有人登记捐献遗体，日本全国范围内的遗体捐献人数还不到解剖体需要量的一半。但是现在已经有很多人报名登记，登记人数达到需要量的99%以上。

为什么产生了如此大的差别？我认为媒体的宣传和遗体捐献题材的小说，使得遗体捐献得到社会上的广泛认同，这是很多人愿意报名的重要原因之一。

过去社会上对遗体捐献者存在偏见，由于现在的小家庭占大多数，有人认为逝者不愿意因葬礼或者下葬给小家庭制造麻烦，还有人认为逝者生前经济困窘，没有能力举办葬礼。但实际情况是，大多数捐献者的捐献目的是"为了帮助医学发展"。

人体生病是一件很不确定的事情，过去根本诊断不出来，也找不到治疗方法，比如说癌症就很难治愈。

随着检查技术的提高，现在有很多病症能够诊断出来，很多好药被研发出来，很多病找到了治疗方法。比如说，癌症如果早发现、早治疗，也是可以治愈的。越来越多的人，依靠先进的医疗技术恢复了健康。

先进的医疗技术，提高了患者对医学的信任，越来越多的患者被高超的医疗技术治愈。这些被治愈的患者，带着一种感恩的心情，希望"自己去世之后，也能够为医学做出贡献"。

捐献遗体基于无条件、无报酬的原则，捐献者登记之后得不到经济补偿，医院也不为捐献者提供优先治疗的照顾。家属在精神上很难接受亲人被解剖的现实，最终同意解剖，完全是出自尊重逝者的意愿。

解剖学就是在这样一些志愿者的共同努力之下发展起来的。

事实上，报名遗体捐献的人，都希望让学生看到自己身体的最佳状态，所以特别留意自己的健康，往往有些人因此而长寿。

每个地区的骨灰保存方式不尽相同

原则上，遗体骨灰会归还亲属。由于现在的家庭多以小家庭为主，墓地越来越难以保证。最近很多人提出，希望交由大学托管。前年由大学主办的社会调查表明，希望交给大学托管的人的比例占20%~30%。

在日本，大学通常将骨灰放在寺院里的骨灰堂保存，但是由于位置有限，很多骨灰堂都是满员的状态。所以大学将大骨灰盒换成小骨灰盒，一些很长时间的骨灰可能会被遗失。

根据社会调查，每个地区骨灰盒的大小都是不同的。从日本中部地区到关东、东北、北海道是"全骨收纳"，这些地区的骨灰盒较大，能够容纳一个人的全部骨灰。

近畿地区是"部分收纳"，只将有代表性的骨灰收纳在小骨灰盒中，所以这些地区的骨灰堂还没满员。此外，四国、九州等地区，全骨收纳和部分收纳各占一半。

我以前在连续剧中看到过骨灰收纳在大骨灰盒的画面，以为收纳骨灰都用大骨灰盒，当看到近畿地区使用的小骨灰盒时十分惊讶。但是根据社会调查，这种做法大家都可以接受。

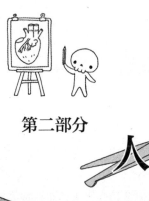

第二部分

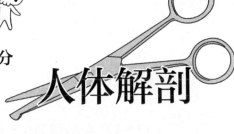

人体解剖
的历史

医学诞生于古代文明的摇篮

治疗疾病的起源是对人体的好奇

我们现在已经习惯地认为，人体生病或者受伤时，去医院接受治疗，医生认为有必要时会为我们开药。我们今天之所以有这样的认识，是因为前人对人体进行了孜孜不倦的研究。

人类生活在这个世界上，不断地被病痛、伤痛骚扰。在印度尼西亚爪哇岛发现的最早人类的化石上（学名Pithecanthropus erectus，俗称爪哇猿人），发现了结核恶化以后形成的脓块。

那时候没有医生，也没有药物，估计古人类在身体不舒服时，就吃点野草，舔舔伤口。如果可以将其称为"医学"，那么在人类诞生之前，动物为了生存也有这个本能。

人类诞生以后到治疗的雏形形成之前，存在着一种被称作"医术"的治疗手段。人类在不断地重复吃食野草、涂抹伤口的过程中，总结了经验，知道了什么草对什么症状有效。

开始群体生活以后，他们中最有医疗经验的人被推举为巫师，他治好了大家的病痛和伤痛，受到大家尊敬，相当于现在的医生或者药剂师。

生活在大自然中的人类随时受到自然界的威胁，他们认为生病是因为神或者魔鬼施了魔法，治病的过程就是向神仙祷告的过程，祈祷神仙将疾病带走，巫师唱诵咒文、煎服草药都是为了制伏恶魔。如果亲人不幸去世，那是神的意志，因为寿命到了。

在医学高度发展的今天，这种原始的方式变换了一下形式，仍然在世界各地广泛传播，这种现象真是令人无法想象。

比如说日本人中流传着"苏民将来子孙"护身符，该护身符是六角形或者八角形的木质圆柱结构，被当地人认为可以祛除疾病，其根源可以追溯到奈良时代初期编写的《备后国风土记》一书，该书有如下记录：

旅途中的素盏鸣尊路过将来两兄弟居住的村庄时，天色已晚，于是寻找住宿的地方。素盏鸣尊先来到村庄里最富裕者弟弟巨旦将来的家，希望在此借宿一晚，见到素盏鸣尊的一身破烂装束，弟弟巨旦将来马上拒绝了他的要求。素盏鸣尊又来到村庄里最穷的人哥哥苏民将来的家，他们不仅非常热情地提供了住宿，还送上了一顿简陋却十分美味的饭菜。

之后，素盏鸣尊离开了这里。等到素盏鸣尊再来这里的时候，对哥哥说："在腰间系上这个草绳圈圈做标志，以后这里暴发传染病，你的子孙不会被传染。"后来村里暴发了传染病，大部分人都死了，苏民将来的子孙按照素盏鸣尊说的做了，结果没有被传染。

现在每逢6月30日，日本全国举行的"夏季避灾驱邪"祭奠活动，就是那时流传下来的。

像这样，过去的那些巫师妖术，现在已经演变成了民间信仰。看到身边的人遭受病痛困扰，任何人都希望能助一臂之力，于是人类不再一味地祈求上天的帮助，而是开始观察自己的身体并对之产生了浓厚兴趣。

不久，随着西洋文明的繁荣，人类对人体的兴趣成为推动医学发展的动力。

古代外科手术

文字的诞生，对记录历史起了重要作用，因为后人可以根据记录对过去发生的事情进行验证。文献中出现"医疗"的记录，并不是在人类的四大文明古国时代。

大约公元前1100年，美索不达米亚的黏土板上，有用楔形文字写下的医疗记录，该黏土板被称为最早的医学书籍。

另外，还发现了用黏土制作的肝脏模型。医学书上还有以下记录：僧侣扮成巫师模样，唱诵由占星术改写的咒文，祈求被惹恼的神灵的宽恕，在驱逐患者体内恶魔的仪式上，巫师将草药涂在患处，为患者实施手术。为驱赶患者体内的恶魔，有的草药使用了动物粪便，也有植物、动物、矿物质制作的草药。

在《汉谟拉比法典》（公元前18世纪左右）里，记录了手术失败对医生的惩罚：若患者手术后死亡，或者眼部手术之后失明，可以切掉医生的手指。由此可见对医生的处罚相当恐怖。

古埃及对医疗的记录，可以追溯到公元前15世纪，古埃及人用象形文字在莎草纸上留下了人体解剖的记录文献。然而，那时人们将医学与宗教混为一谈，医生是伺候医神的神官，专门给法老看病。疾病是恶魔施的魔法，当然只有神官才能医好。

此外，文献还记录了许多病症及其治疗方法，800多种药物的处方，涉及700多种植物、动物、矿物质。文献认为将病魔逐出体外是最重要的，还记载了许多呕吐药、泻药、灌肠药的处方和眼科、妇科、头发护理、化脓消肿的处理方法等，涉及面很广。这些治疗方法，都是由官方决定的，如果医生按照这些方法治疗后导致患者死亡，不追究责任。反之如果使用自己独创的方法，治疗无效时就会判处死刑。由此可见，当时医生的地位极其低下。

记录印度公元前1500年至公元前500年期间历史的著作《吠陀》，是印度最古老的宗教文献，其中有关于医疗的记载。

现存的中国最古老的医学书籍《黄帝内经》（汉代编写），可追溯到公元前2000年。"三皇五帝"之一的神农（公元前2740年）尝遍百草，向民众传播草药的功能和作用。

以上这些关于医学史料的时代，都是以经验为主导的时代。古人将偶然得到的经验系统化，从而推动了传统医学的发展。

解剖学改变西洋医学

西洋医学与传统医学

现在的西洋医学，在全世界居于主导地位。古代的四大文明古国都开创了自己独到的医学，这些医学中只有西洋医学得到发展，成为现代医学的基础。

西洋医学的发展之路并不平坦，18世纪之前的西洋医学水平，与中国和印度的传统医学水平差不多，就连被称作"医学之父"的希波克拉底也不例外。

希波克拉底是一名生活在公元前4世纪古希腊时代的医生，然而他的脚步没有只停留在希腊，他还到过埃及。他的一生学习了很多治疗术，游历了很多地方。希波克拉底晚年回到他的故乡希腊科斯岛，专注于医学的实践和教育，他的子孙和弟子也都从事医生职业。

希波克拉底
（约公元前460—前370）

希波克拉底死后，《希波克拉底文集》出版，涉及内容广泛，不仅有伦理学范畴的内容，还有临床医学、病理学、妇科学、小儿科学、治疗学、营养学等。

该书主要倡导人们要学会养生，以提高人体自然治愈的能力。书中提到的治疗，主要包括食疗、洗浴、灌肠、按摩。书中提到的药品，主要是泻药、呕吐药、催眠药。书中提到的外科治疗，主要指的是如何处理骨折、脱臼，治愈伤口，捆绑扎带等。

那个年代的医生认为，疾病的原因是四种体液紊乱，即血液、黏液、黄疸、黑疸不平衡。只要把多余的液体排出体外，保持身体内部的体液平衡，就可以治愈疾病。

所以，为了解除病症，希波克拉底做了很多尝试，包括使用植物药，还有使用前人经验总结出的特效药等，最终没有走出传统医学的范畴。

希波克拉底以科学的态度观察人体，与祈祷神灵、施魔法的医术相比已经有很大差别，他对医学的发展功不可没。

但是，希波克拉底没有实施人体解剖，没有将疾病与某个特定脏器结合在一起研究。

此后很长一段时间，医学没有太大进步，医生仍旧凭借经验治病。18世纪以前，医生通过观察装在瓶子里的尿液颜色和浑浊状态诊断病情。

绝大多数的现代医疗技术是19世纪以后迅速发展起来的。比如，问诊和听诊这两项诊断的重要步骤，是19世纪以后普及的；运用于外科手术的麻醉术，也是19世纪以后实施的。在此之前，人们评判外科医生好坏的主要标准，是谁的手术时间短，能在5秒之内完成的医生，一定是名医。

消毒法也是19世纪后期发明的，以前做手术不消毒，伤口化脓被认为是治愈伤口无法避免的过程，所以手术死亡率一直居高不下。

读者是否知道消毒法普及之前剖宫产手术中母亲的死亡率是多少？差不多达到了100%。也就是说，母亲剖宫产后肯定死亡。但是如果不剖宫产，母子都会死亡，所以当时的剖宫产手术，只能够做到保住胎儿。

解剖学带动医学革命

现代医学分析疾病原因，通过根治病因达到治愈的目的，这是现代医学与过去凭经验看病的本质区别。

分析病因建立在正确理解人体结构和功能的基础之上，否则根本无法准确找到病因。人类观念的改变，是迈向现代医学的第一步。这种转变开始于欧洲文艺复兴时代。客观地观察自然现象，然后结合理解的观念，在医学领域，乃至整个自然科学领域开始思想启蒙。

分析人体、观察人体内部是医学发展的基础，完成这项重要工作的便是解剖学。

进入19世纪以后，由于发明了病因分析法、诊断法和治疗法，医学得到快速发展。20世纪以后，病原菌的发现，诊断技术的提高，推动医学进入快速发展进程。

医生为什么能找到病因？因为古代就曾进行过人体解剖。当时的医生想方设法地研究人体结构，但是打开人体之后，又找不到治疗手段，外科手术技术虽有所改进，但是治疗手段还在原地踏步。即使这样，人类也没有停止研究的脚步。

大家会说，既然打开人体后没有发生什么改变，解剖的意义何在？

这样做的意义是可以留待后人验证，因为人体结构是不会随着时代的变化而变化的。

在过去的经验治疗法中，医生不分析病因，全凭经验办事。医生对疾病的理解不同，病症的分析方法就会不同；使用植物的部位不同，产生的药效就会不同。这种全凭经验的方法无法进行验证，也无法积累经验和资料。

然而解剖学可对照人体进行多次验证。本书后边提到的伽列诺斯·盖伦的医学著作，作为现代人的我们也可对其中的解剖学部分进行验证，而其他有关医学理论、药物、诊断法、病症等的医学书籍，阅读之后基本理解不了。

经得起反复验证的理论科学的价值更高。从希腊文明到罗马时代，数学、天文学、植物学、动物学等领域中的很多理论，都得到了验证。比如说，16世纪哥白尼的"日心说"推翻了托勒密的"地心说"。那些有资料流传下来的、被后人验证并继续研究的领域发展迅速，而其他领域都原地踏步。

解剖学为西洋医学积累了大量有待验证的理论，人类研究人体结构的脚步从未停歇，19世纪以后，医学得到迅速的发展。

古罗马的解剖学家

绝对权威的伽列诺斯·盖伦

提到古代解剖学，就不能不提活跃在古罗马时代的伽列诺斯·盖伦。

 伽列诺斯·盖伦
（129—216）

伽列诺斯·盖伦留下很多著作，他的解剖对象不是人体，而是猴子等动物。伽列诺斯·盖伦之后的近1500年，伽列诺斯·盖伦都作为医生的君主受到人们尊敬，他的著作占有绝对权威的地位。

伽列诺斯·盖伦在他的著作《自然的功能》一书中描写了当时的解剖情景，下面摘录一段。

首先切开输尿管前面的腹膜，然后用扎带将输尿管与膀胱断开，解开用绷带捆绑着的动物，这样就不会再有尿液流出来。接下来解开外侧绷带，这时看到膀胱里面是空的，尿管因为充满尿液扩张，尿液有快要流出来的迹象，解开扎带，尿液瞬间将膀胱充满。……

将充满尿液的输尿管切开，尿液像血液一样喷射出来，再把另一侧输尿管切开，这样两边的尿管都被切开了，将动物从外侧绑住，一段时间过后解开绑带，此时看到膀胱里面是空的，腹膜里全是尿液，好像动物得了水肿似的。

从书中可以知道，伽列诺斯·盖伦解剖了活体动物的泌尿器官。伽列诺斯·盖伦的解剖顺序是先结扎上动物的输尿管，封闭一段时间后将其解开，最后又切开输尿管，用实验证明了膀胱是尿液的存储器官，尿液是从肾脏输送过来的。

对动物实施解剖之后，伽列诺斯·盖伦观察了器官结构，判定了器官功能。

该书准确描述了动脉、静脉、神经、肌肉，详细描述了手部、脚部的肌肉，至今都值得我们学习。该书极其精准，深深地影响了后来的医学工作者，伽列诺斯·盖伦也一直被后人尊敬。

伽列诺斯·盖伦 "动脉运输灵魂"

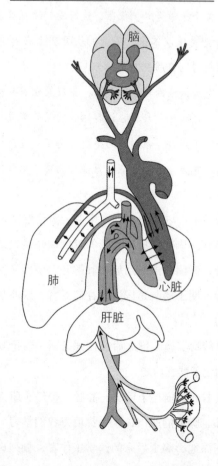

根据伽列诺斯·盖伦学说，静脉是运输营养的管道，动脉是运输灵魂的管道，神经是运输大脑分泌的神经液的管道。

血液中是否有灵魂

　　古希腊人以哲学角度思考生命，用"灵魂"这个词来表示生命，他们继承了希波克拉底的人体有四种体液的思想，伽列诺斯·盖伦将灵魂与血液的关系系统化。

　　我们都知道，血液在体内循环流动，伽列诺斯·盖伦与我们看到的是相同的心脏和血管，思考的却是不同的事情。

　　伽列诺斯·盖伦认为，解剖中看到的动脉、静脉、神经是搬运各种体液的管道，与触碰物体之后物体振动一样，体内的管道接通以后，传输体液中的灵魂。

　　伽列诺斯·盖伦认为，动脉、静脉、神经组成了三种管道系统。首先，肠道吸收的营养，经门动脉进入肝脏，在肝脏里变成营养丰富的静脉血，由静脉输送至全身。其次，进入心脏右侧的部分血液，穿过心壁来到左侧，外界的灵魂被肺部吸入后，进入心脏左侧，灵魂变成营养丰富的动脉血，通过动脉到达全身。

　　为什么说动脉血中有灵魂呢？因为触摸动脉之后，发现有脉搏跳动，这就是动脉有灵魂的证据。

　　一部分动脉血流动到脑的基底部，与从鼻子吸入的外界灵魂结合，分泌出产生智慧的神经液。神经液保存在大脑中的缝隙处，掌控大脑思维，通过末梢神经被送往全身，控制身体的自由运动和感觉。

　　伽列诺斯·盖伦学说容纳了解剖学的观点，完美论证得出的结论，很有说服力，再加上伽列诺斯·盖伦的学术威望，该学说在随后介绍的哈维血液循环学说创立之前，在学术界拥有绝对的权威地位，近代医学的奠基人维萨里都对此深信不疑。

维萨里与《人体的构造》

16世纪的解剖有分工

继2世纪的医生伽列诺斯·盖伦之后，医生们开始不仅针对动物，也针对人体实施解剖，那时的解剖目的，只是为了验证前人学说的权威性并记住他们的学说，直到16世纪维萨里登场以后才发生改变。

维萨里
（1514—1564）

当时，解剖通常由三人负责，三人各有分工，分别是负责实施切割的执刀者、站在旁边手持铁棒指挥的指挥者和朗读书籍的解剖学家。

前两人不是解剖学家，解剖学家悠然地坐在高处的椅子上，看着下面两个人操作，然后读着伽列诺斯·盖伦的书籍，傲慢地说"这些脏器应该在肚子里面的"，直接动手操刀的那些活儿交给下贱人干。打开人体之后，实际情况与书上的内容不同，因为伽列诺斯·盖伦那时的解剖对象不是人体，而是猴子。比如说，伽列诺斯·盖伦说胸骨有七块，那是针对猴子而言的，人体应该是三块。那么，下面看看文艺复兴时期的解剖学家是如何解释这个矛盾的。他们的解释是：这是人体出现了问题，书上的内容是正确的。伽列诺斯·盖伦时代用于解剖的人体，都是犯人和地位低下的人，罗马时期使用奴隶划大木船，所以奴隶的胸肌发达，骨头也长了七块，现代人退化成三块。他们总能编造出一个自圆其说的理由。

伽列诺斯·盖伦的解剖是正确的，书中明确说了解剖对象是猴子，但是文艺复兴时期的解剖学家们，不知是否出于对伽列诺斯·盖伦的过分尊敬，坚定地认为伽列诺斯·盖伦解剖的是人体。

只有人体才是科学家的研究对象，那时的解剖学家头脑中缺乏这样的认识，不去理解解剖过程中获取的信息，而把错误的知识传给了后人。

针对这种情况，维萨里向世人敲响了警钟："事实在人体里面，不在书本里面。"他通过亲自解剖并向世人解释，纠正人们认识的错误。

1543年，维萨里出版了《人体的构造》一书，这是人类解剖学史上的一部杰作。书中的解剖图，除了准确度高之外，还具有极高的艺术性，直到现在也在使用。这本书完全颠覆了当时人们头脑中的观念，解剖学因此上升为一门最尖端的科学。

《人体的构造》中的解剖图

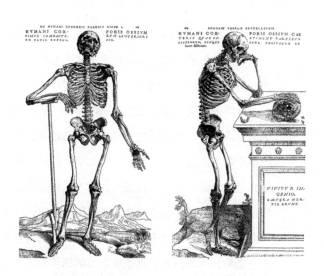

维萨里的解剖学，受到进步人士的热烈追捧，同时也受到崇拜伽列诺斯·盖伦的保守人士的猛烈攻击，哥白尼也在同一时期提出了"日心说"。

医学史总是习惯于使用大量篇幅，浓墨重彩地宣扬那些取得了重大成绩的个人，此时人们认为维萨里是正义的捍卫者，而伽列诺斯·盖伦的威信扫地，人们认为他是坏人。

我认为，维萨里的医学建立在伽列诺斯·盖伦的基础之上，无论伽列诺斯·盖伦还是维萨里都是医学的鼻祖。

夫妻吵架后命运背离

维萨里出身名门，他的家族是神圣罗马皇帝的世袭宫廷御医。维萨里的父亲因为是庶出（非正妻所生），没能继承宫廷御医的职位，只做了一名宫廷药剂师。

维萨里的父亲发誓要把儿子培养成医生，成为一名宫廷御医。维萨里在幼年时代便接受严格的教育，19岁就被送往巴黎大学专攻医学。但是，当时大学的授课内容十分保守，维萨里盼望的解剖实习课很少，学习十分乏味。只要有人体解剖的机会，维萨里都申请自己操作。当时没有人骨标本，维萨里和小伙伴们甚至一起潜入墓地，盗取人骨观察。

之后，维萨里为了进一步学习解剖学和医学，来到意大利帕多瓦大学学习并取得了优异成绩和学位，23岁就被任命为解剖学教授。大学里有良好的解剖环境，维萨里一头扎到研究当中，并将研究成果写成《人体的构造》。

后来，维萨里辞去大学的工作，如愿以偿地成为哈布斯堡家族皇帝查理五世的御医，居住在布鲁塞尔。

但是，《人体的构造》一书的成功，遭到世人的嫉妒，就连维萨里在巴黎大学的恩师和帕多瓦大学的同行们，都认为维萨里贬低了伽列诺斯·盖伦，开始抨击维萨里。后来查理五世去世，维萨里在腓力二世时代继续担任御医，居住在马德里。

维萨里一直希望能继续研究学问，正好他过去效力的帕多瓦大学有一个教授名额，维萨里决定重返帕多瓦大学。

在维萨里带着妻子和女儿离开西班牙重返布鲁塞尔的路上，妻子与他吵翻了。被惹恼的妻子带着女儿回到了布鲁塞尔的家，维萨里只身前往帕多瓦大学上任。

因为离新学期开学还有一段时间，维萨里前往耶路撒冷朝圣，但在归航途中遭遇风暴，航船遇险，维萨里不幸身亡。

然而不可思议的是，因夫妻吵架保住性命的妻子和女儿，回到布鲁塞尔之后就继承了维萨里的遗产，并向腓力二世申诉了维萨里的杰出贡献，索要了高额养老金，过起了悠然自在的生活。后来维萨里的妻子又结了婚，女儿也出嫁了，生活可谓十分幸福。

列奥纳多·达·芬奇与三个葫芦

脑中的三个葫芦

人体解剖对医学非常重要，同样对艺术也非常重要。对人体进行写实性绘画，必须了解人体结构，很多艺术家都尝试过人体解剖。

列奥纳多·达·芬奇是文艺复兴时期伟大艺术家的代表之一，他在医学和生理学的造诣深厚，从遗留的资料中可知，他也曾尝试过解剖。

列奥纳多·达·芬奇
（1452—1519）

达·芬奇多留下了很多亲笔撰写的原稿和画的图谱，这些资料称为"手稿"。研究者将这些资料分为了九大类，其中一类是"解剖手稿"，现收藏在英国温莎城王室图书馆中。该手稿的一部分在展览会上公开展示或者整理为图录出版，读者有机会看到实物。

解剖手稿分为前期、中期和后期三部分。

前期主要是表面观察，基本没涉及人体解剖。达·芬奇这个时期遗留的画作上，将脑室画成了三个葫芦。脑室是大脑内部的空隙，这是当时他沿袭伽列诺斯·盖伦学说，想象的脑室形状。

伽列诺斯·盖伦学说认为，大脑的功能不是大脑本身产生的，而是进入大脑的神经液作用的结果。并排的三个葫芦中，前面的葫芦负责听觉、视觉和嗅觉，中间的葫芦负责思考和判断，后面的葫芦负责记忆。

由于达·芬奇高超的绘画能力和强大的感染力，当时的人们都对他的作品深信不疑，但实际上很多地方完全不对。

从中期的手稿，我们可以看出列奥纳多确实尝试了解剖，但是没有认真观察。临床上左右支气管的形状是不一样的，但是他画的却是左右对称的，很明显达·芬奇没有仔细观察支气管的形状。

仔细看看达·芬奇的名作女性内脏解剖图就能发现，画家在子宫两侧画了两个凸起，此外还画了一些走向不明的血管。画家解剖时考虑到了子宫的功能，但是观察得还是不够细致。

后期的手稿都以实际观察为基础，画家一边设想功能，一边完成画作。比如，肌肉形状准确得惊人，肌肉的起始点和截止点用环状物连接，肌肉连接着骨骼，具有收缩作用。心脏的画作手稿也十分逼真。

列奥纳多·达·芬奇画的心脏

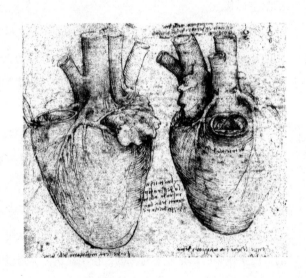

达·芬奇制作的人体结构图，不仅十分详细，而且是一张有远近层次的立体图。后期画作中的脑室形状，已不再是前期的三个葫芦，画家在后期的手稿中使用了模具，所以更加贴近实际。

米开朗琪罗也尝试过解剖

文艺复兴时期的艺术家尝试解剖的，不仅仅是达·芬奇一人，米开朗琪罗年轻的时候也尝试过解剖，并在此基础上进行了写实性的人体绘画。

米开朗琪罗杰出的人体作品有雕塑大卫和梵蒂冈圣保罗大教堂的人体壁画。米开朗琪罗之所以比同时代其他的艺术家拥有更高超的表现才能和洒脱的表现手法，据说是因为他尝试过人体解剖。

米开朗琪罗为创作木雕《十字架上的耶稣》，搬进佛罗伦萨修道院里居住，在修道院院长的帮助下，附属医院为米开朗琪罗提供了病逝者的遗体，供米开朗琪罗解剖。据证人说，当时米开朗琪罗取了一块肌肉模型，通过实验研究各种姿势下肌肉形状的变化。

达·芬奇也是在佛罗伦萨的其他修道院尝试的解剖。那个年代并不是哪里都允许解剖，只是因为佛罗伦萨是一个相对来说自由开放的城市罢了。有资料记载，达·芬奇在得知了有人去世的消息时，马上赶到那里，画下逝者去世时的容颜，然后开始解剖。

米开朗琪罗与比其年长23岁的达·芬奇是竞争对手，不知道人们用什么标准衡量这两位伟大的艺术家，有一个公认的事实是，两人的艺术才华都与解剖密不可分。

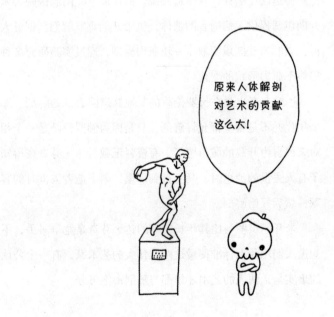

倡导血液循环学说的英国人

对伽列诺斯·盖伦学说的全面否定

心脏是输送血液的泵，血液在人体内部循环，现在已作为常识性知识深入人心。但是在过去，即便是客观的研究学者维萨里，也未曾怀疑过伽列诺斯·盖伦的血液循环学说。

维萨里的《人体的构造》出版了85年后，英国人哈维才终于确立了血液循环理论的基础。

哈维
（1578—1657）

1628年，哈维出版了《动物心血运动的解剖研究》，他是提倡血液循环学说的第一人。

哈维在该书中并没有像维萨里的《人体的构造》那样大量使用解剖图，而是试图对血液循环进行理论性论述。比如，心房收缩后血液充满心室，心室收缩后血液被挤压到肺动脉和主动脉,并被送往全身。在瓣膜的作用下,血液不会自肺动脉、主动脉逆流回心室。

再比如,心脏收缩以后变硬,导致动脉扩张;划破动脉,心脏收缩时血液会喷出;心房持续收缩后心室收缩等类似这样大量栩栩如生的描述。

该书做了如下推论并得出结论,由此而确立了血液循环学说:血液输送量由心脏的大小和血管的粗细决定。心脏每小时输出的血液量=心室容量(1盎司)×每小时心跳数(72×60)=4320盎司(约为体重的三倍)。从动脉向静脉循环的血液量并不局限于心脏输出的血液量,制造血液不能仅仅依靠摄取的食物等。

哈维用实验证明了血液循环学说,他通过实验论述了如下内容:按压住上臂皮下的静脉,血液通过静脉瓣膜之后不倒流,静脉源源不断地将血液运往心脏。

支持哈维的笛卡儿

哈维的血液循环学说,在当时的医学界引起不小波澜。那些重视通过观察和实验进行医学论证的学者,对哈维的学说表示欢迎,而支持希波克拉底和伽列诺斯·盖伦等提出的传统医学的理论学者,对该学说不屑一顾,甚至有人持批判观点。

该学说在英国和荷兰受到支持，在法国持批判观点的人居多。从法国移居荷兰的笛卡儿，是哈维理论坚定的支持者。

笛卡儿是自然哲学家和数学家，他的名言"我思故我在"被世人广为流传。他的著作《人间论》，是一本用机械的方式阐述人体功能的生理学著作，其中的部分内容明显有伽列诺斯·盖伦的痕迹。

笛卡儿在该书中通过晦涩难懂的理论，试图科学地论证动脉血是物质在心脏里发酵之后的产物。关于大脑的功能，笛卡儿认为，精神存在于脑部的中心组织松果体中，液体流动推动了松果体的运动。

当时亚里士多德的哲学是大学基础教育，笛卡儿试图用以新机械论为基础的自然科学取代亚里士多德哲学。为了达到这个目的，笛卡儿恰到好处地引用了哈维的血液循环学说。

因此，生理学为打破人们对古代权威传统医学的执着而取得了长足的发展。

印刷技术改变解剖学

活版印刷术的发明

　　解剖学乃至医学的发展，都不只单纯依靠医学本身向前发展，社会的进步和科学技术的进步也同时起了推波助澜的重大作用。我认为，印刷术和版画技术对医学的影响力最大。

　　古代书籍与现代书籍形状不同，现代书籍装订成册，古人将文字写在长长的纸莎草纸上卷装保存。纸莎草是一种生长在埃及湿润地带的水草，古人将其草茎切成薄片后粘贴在一起，当纸张使用。纸莎草制成的纸张，无法长年保存，几十年过后，字迹就无法辨认了。为将书籍留给后代，必须用笔不断地重新书写。

　　5世纪以后，由羊皮纸装订成的册装书籍取代了纸莎草纸，羊皮纸是把羊的皮剥下来再进行处理的一种纸张，耐久性强，可以长期保存。

　　与卷装本相比，册装本的结构紧凑，不仅占用空间小、收集信息量大，而且读者容易找到页码。如果将必须从头开始翻阅的卷装本比作录像带，那么册装本就好比可以从任意地方开始翻阅的DVD（数字激光视盘）。

然而，册装本的价格贵，现存的纸莎草纸文献中，只有那些价值极高的文献是用册装本保存并流传到后世的。所以古代流传到后世的文献非常少，估计只有1%~2%。

15世纪中叶，古腾堡发明了活字印刷术（1454年），给解剖学著作带来了新的生机，欧洲的文化也因此而发生了巨变。当时的印刷，需先工工整整地手写下来，再进行印刷，最后上色，装订得非常豪华，价格也很昂贵。当时不是印刷量越多越划算，而是印刷量少、成本低才能产生利润，因此被称为"摇篮期中的书籍"。

16世纪以后，书籍的性质由原来的"信息储藏库"变成了"广泛传播手段"，大量的书籍被印刷出来并被广泛传播。由于印刷价格的降低，大量书籍得到出版，因此医学家们撰写了很多新的解剖学著作，其中有很多著作没有图，只有文字性表述。后来发明了用木版画制作解剖图，出版解剖学著作的方法，维萨里的《人体的构造》就是这项发明的受益者。

维萨里像一名杰出的出版商那样，在精准计算了该书出版后的传播力度之后开始印刷。为使解剖图具有高度的艺术性，同时展现出精美而细腻的效果，维萨里使用了活版印刷和木版画技术，并召集了当时人体表现技艺高超的

艺术家和出版界的优秀人才，组建了一个团队，完成了
《人体的构造》一书。

萨维里《人体的构造》的扉页

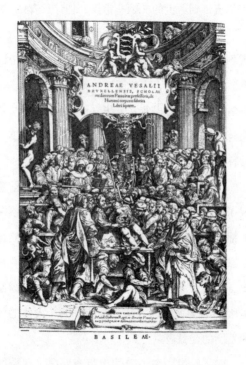

维萨里的书取得了巨大成功，他对成功的追求，是为了
自己的才能被公认，然后顺利地成为宫廷御医。结果也正如
他所愿，维萨里成功地当上了一名宫廷御医。

此后不久，铜版画取代了木版画，维萨里是用木版画制作解剖图的最后一人。

平版印刷术的发明

铜版画的线条精细，适合细致地描绘人体结构的细节。至此，印制解剖图的技术已经十分成熟，直到18世纪都没有太大改进。

但是，文字采用活字印刷（活字印刷是凸版印刷），图片用铜版画制作（铜版画是凹版印刷），二者版的高度不同，印刷时施加的压力不同，所以文字和图片不能印刷在同一页上，正文和解剖图必须分页，这是那个时代的印刷缺点。

19世纪以后，两项新的印刷技术取代了铜版画，其中之一是木口木版画。木口木版画是在致密的木版上，使用一种叫蓝宝石的极细笔尖的特殊雕刻刀雕刻纤细图案。木口木版画不适合大型图版，它与活字印刷一样，可以凸版印刷。这样正文和与之对应的图可以印刷在一起，便于阅读。

另外一个是平版画，也称石版画。平版画是在石灰岩或者金属板上用油性画笔作画并将其固定，然后刷上水性油墨，将残留在亲水性区域的油墨印刷在纸张上的方法。

平版画印刷的原版制作非常简便，只需在平滑石板的表面用油性画笔作画，然后印刷上多种颜色、调整色阶，脏器的质感就跃然纸上了。

平版画特别适合于病理学病变图的印制。铜版画无法呈现的那些在病理解剖过程中观察到的病变，平版画都可以逼真地呈现，对于推广脏器病变引发疾病的最新治疗方法很有帮助。

20世纪以后，照片制版技术的普及，再一次大大改变了解剖图的印刷方法。过去的制版方法，需在原版上绘画或雕刻，造价高昂，一块版能够印刷的数量有限。而照片制版可以反复使用原图制版，印制出的图片有层次感，印制成本低廉，可以先将人体解剖图拍照后印刷。

如今的计算机图像处理技术，将解剖图和解剖学著作的印刷质量推向新的高度。

日本古代的解剖轶事

人体内脏与水獭内脏相似吗？

日本的中医，是在奈良时代（710—794）与佛教一起从中国传入的中国中医的基础上发展起来的。

中国中医认为，人体由五脏六腑组成。五脏是指心、肝、脾、肺、肾五个内脏，六腑是指辅助五脏的胃、大肠、小肠、胆、膀胱和三焦。

中国宋朝时期，有关于解剖的记载和解剖图传入日本。镰仓时代（1185—1333）末期，梶原性全将中国传入的解剖图编入《顿医抄》。

日本正式尝试人体解剖第一人是江户时代（1603—1867）的山胁东洋，他的观察记录在《藏志》上。

山胁东洋年轻时，与老师后藤艮山有过一次对话，当时的人们认为人体内脏与水獭内脏相似，后藤艮山建议东洋用水獭代替人体做解剖。

东洋在水獭身上做了解剖，但是怎么也搞不清小肠与大肠的区别，东洋认为必须打开人体看看究竟。

那时若狭[1]小浜市的医生们，向京都的所司代[2]要求将东洋的三名门人、友人判处死刑，获得了批准。据推测，这可能是东洋的建议。

1754年2月，京都西郊六角牢狱的五名犯人被处以斩首极刑，其中一个38岁的男性犯人的尸体被实施解剖。东洋在现场仔细观察了解剖时的情形，并于五年之后出版了《藏志》一书。

《藏志》是一部主要关于人体内脏的著作，说明当时东洋主要关心的是内脏解剖。该书关于四肢的记录只有寥寥几行，关于头部的记录全无。这是很好理解的，因为犯人是斩首处死的，没有头部所以无法记录。在该书中，东洋未涉及他一直关心的小肠与大肠的区别。

非常遗憾的是，五脏六腑的观念对该书影响极大，书中错误的地方很多，该书只能被认为是一部不完全的观察记录。产生这样结果的原因在于解剖并非医生本人实施的，斩首后的人体被搁置在稻草垛子上，解剖是在匆匆忙忙的情况下进行的，不具备实施解剖的条件和观察条件。

《藏志》出版之后，解剖遭到世人谴责，人们认为它是

---

[1] 译者注：日本旧地名，现位于福井县西南。
[2] 译者注：管理政务的人。

无用的非人道行为。

但是，东洋撰写《藏志》的意义巨大。通过解剖，医生知道了人体内脏与水獭内脏并不相似，通过实验进行判断的实验精神是值得赞扬的。

编写在《藏志》附录中的《祭梦觉文》非常值得关注。山胁东洋和他的同事们在尸体解剖的一个月之后，为死者举办了法事。通常，被斩首的尸体都丢弃在刑场上，没有人为他们下葬。但是东洋为死者举办了法事，还为死者取了法号"梦觉"。

《祭梦觉文》中说："你是个罪人，我们不认识你，看到你的时候你已经没有头颅，但是你的遗体解开了我们多年的难题，你的功劳不亚于忠臣和烈士，你的名誉将永远地流传给后代。所以请不要为身体被解剖遭受凌辱而感到悲哀，请接受我们的追悼吧。"

《解体新书》的诞生

无论世界的东方还是西方，人体解剖自古就是在犯人尸体上实施的。

日本自江户时代开始尝试人体解剖，只要医生提出要求，幕府就从死刑犯中挑选一个罪行深重的人的尸体，供医生解剖。所以人死后，解剖他的尸体，是在残酷刑罚之上的又一次刑罚，也就是说，解剖也是刑罚中的一环。

持批判观点的人认为：死后将尸体切开是不人道的，即便是对待罪人。

即使这样，在山胁东洋的《藏志》出版之后，申请给犯人尸体做解剖的人并没有减少，反而增加了。古河市的医生河口信任就是其中之一。河口在主人担任京都所司代时获得了解剖批准，将其观察结果编写并出版了《解尸编》。

《解尸编》是以实地解剖为基础，继《藏志》之后出版的著作。该书对胸部、腹部和头部的解剖叙述比《藏志》更为详细，还同时指出了五脏六腑学说的错误之处。

在这种背景下，小浜市的医生杉田玄白、中津市的医生前野良泽买到了荷兰语解剖学书籍。两位医生带着这本书，来到江户郊外千住的骨原刑场上观摩在犯人尸体上实施的解剖。他们惊讶地发现，荷兰语书籍上记录的内容是那么准确，人体的实际情况与自己学习的五脏六腑学说完全不同。

玄白和良泽两位医生持有的是相同的荷兰语解剖学书，他们决定召集人才翻译。一经动笔才发现，荷兰语实在太难了。

其中语言水平较高的良泽医生也只掌握700个单词，而玄白医生甚至连字母还没搞清楚。《兰学事始》（［日］绪方富雄校注）将他们的翻译过程记录如下："比如说'眉是生长在眼睛上面的毛'这句话，他们以为是春天里漫长的一天，两人一直争论到天黑，一段只有12寸的文章，一行都没翻译出来。"

《解体新书》上关于手指伸展的筋腱图示

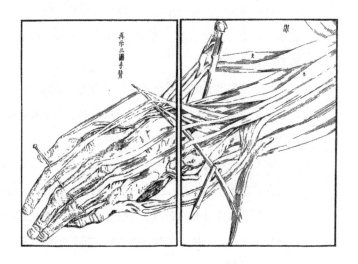

三年以后，《解体新书》终于问世了。该书首次用日语介绍了西洋解剖学的内容，给世人的影响极大。

此后，西洋医学著作陆续被翻译并介绍给世人，西洋医学引起医学工作者的高度关注。

江户时代的解剖轶事

江户时代的解剖是在犯人尸体上实施的，当时的死刑分为几种，对用于解剖的死刑有明确限制。

对武士而言，无论是注重名誉切腹的武士，还是犯下毁坏名声的罪行被斩首的武士，都不得实施解剖。

对平民而言，有六种致死的刑罚：刺死、锯头、烧死、斩首、死罪、枭首示众，其中只有死罪处死的尸体可以用于解剖，原因如下：

刺死是受刑者游街示众之后押往刑场，用绳子将受刑者的手、脚、胸、腰捆绑在柱子上，从腹部一角撕开衣服，露出肚子，用枪顶着受刑者腹部向上挑。

锯头是先将箱子埋入土中，让犯人进入箱子，只露出头颅，在太阳下暴晒2~3天之后游街，然后用钢锯锯下头颅。

烧死是火烤致死的刑罚。受刑者游街之后押赴刑场并捆绑在柱子上，脚下堆上柴火，柱子周围的竹围栏铺满芦苇，然后引火点燃。

以上三种刑罚损伤尸体，不适合用于解剖。

后面三种刑罚的共同点，都是斩首致死，但是罪的轻重不同，附加刑罚的内容不同。

斩首是最轻的，没有附加刑罚。斩首后，尸体如果有人愿意认领可以交付，允许下葬祭奠。

死罪的附加刑罚是没收财产。尸体用于武士检验佩刀是否锋利，死罪的尸体不允许下葬祭奠，必须扔弃，这也是刑罚的一部分。

枭首示众是最重的刑罚。将受刑者头部斩下之后，放在台子上示众。

后三种刑罚，死罪的尸体用于检验佩刀是否锋利，如果还有完整的部分，经该市奉行所同意后可以解剖。

江户时代人体解剖被认为是另外一种佩刀试验，也是一种极其残酷的刑罚。

日本拉开西洋医学的帷幕

荷兰医生的人体解剖

　　第一位向闭关锁国的日本人传授西洋医学的，是居住在长崎出岛的日本荷兰商馆的德国医生西格博尔德。但是他后来因为持有被幕府禁止的日本地图，涉嫌间谍罪被驱逐出境。

西格博尔德
（1796—1866）

　　之后，佩里的军舰在日本登陆，打开了这个闭关锁国的国家。日本在长崎设置了海军讲习所，开始积极引入西洋的科学技术。这时一位名叫蓬佩（1829—1908）的荷兰医生来到了这里。

　　蓬佩制定了一个从自然科学到基础医学再到临床医学的由浅入深的课程体系，他利用五年时间，指导完成了日本首次人体解剖实习和临床实践。

1859年，蓬佩在长崎的西坂刑场上，第一次实施了人体解剖。犯人是官吏小岛喜左卫门的仆人平三郎，他因为偷取主人家的巨额公款被判了死罪。

死罪本是允许解剖的，但是连受害人小岛喜左卫门都提出书面反对，认为"即便是犯人，也不能解剖"。当时的观点是，解剖这件事根本不是人干的，是鬼做的。但是奉行所已经同意了，所以必须实施解剖。

官吏们坚决反对，认为让外国人解剖罪人的尸体，有损国家威严。蓬佩门下的私塾校长松本良顺，为防止发生骚动加强了警戒，他对蓬佩说就当什么都不知道，放心地解剖吧。就这样，在严密的警备之下，四五名男医生和一名女医生观摩了蓬佩的解剖过程。

解剖一共历经三天，取出了内脏、神经、血管、大脑等。现场的医生们被眼前的人体结构所震撼，收获巨大。那名参加解剖实习的女医生，是西格博尔德的女儿依娜。

跟随蓬佩学习的医生，有顺天堂医院的创建者佐藤尚中、后来的东京大学医学部部长、日本红十字医院的第一任院长等，他们后来成为明治医学界的领头人，为近代西洋医学在日本的普及做出了巨大贡献。

宣传解剖意义的日本人

现场观摩蓬佩解剖的医生们，认为解剖是一件十分有意义的事情。但是听说平三郎被解剖的长崎的囚犯们，再也不能保持平静。他们认为以死代罪已经足够，难道还要肢解身体吗？真是残酷至极呀。于是爆发了骚动，政府的官员们十分为难。

这时站出来说服犯人们的是蓬佩门下的私塾校长松本良顺。

良顺对他们说："把尸体交给医生解剖，无论是对研究学问、治病还是对社会都有益处，所以在欧洲，那些没有犯罪却主动留下遗言愿意接受解剖的有志之人比比皆是。现在犯人做了坏事被处以极刑，如果死后能用自己的身体帮助千百万人治好病，不仅可以赎罪，而且对后人来说真是功德无量啊！"他还承诺亲自为他们主持法事，授予法号并建设石塔。

这些死囚原本死后不允许被祭奠，尸首都要被扔到荒郊野外，现在有人答应厚葬他们，这令他们感到很满足，赴死时也就没有怨言了。

这是蓬佩"必须认真对待遗体"的教导起了重大作用。这种精神一直保留到现在，现在全日本的大学完成人体解剖后都会举行骨灰归还仪式，以表达对捐献者的谢意。

以前的观点认为，人体解剖是罪恶的，后来人们认为它是为医学发展做贡献，人们对解剖的认识发生了质的变化。

　　明治政府为正式引入西洋医学，建设了医学教育的中心基地，即后来的日本东京大学医学部。

捐献遗体的起源

第一位报名捐献遗体的女性

明治时代，政府聘请了德国教师在东校（现东京大学医学部）教授西洋医学课程。最初没有用于解剖的遗体。人体解剖学是医学的重要基础，学生们不能进行解剖实习，严重影响了医学教育。

在大学有关人员的劝说之下，一名叫美幾的重病女性临终前留下了"死后可以解剖我的身体"的遗言。1869年，东京大学首次实施了死囚以外的人体解剖。

政府以此为契机，批准了人体解剖，并扩大了允许使用的遗体来源：死囚或者狱中病故的无亲属犯人的尸体、养老院病故的无亲属的人的尸体。从明治时代到第二次世界大战之前，因为没有关于病故者遗体解剖的法律规定，各大学的解剖学教室很难确保解剖体供应。

东京大学解剖学教室保存着长年的历史记录，当时的情况被记录在《尸体记事》备忘录中。据该备忘录记载，由于解剖体不够，东京大学解剖学教室秘密地保留下养老院的那些无亲无故逝者的遗体。因无法对外公开，解剖时不能在遗体脸上留下伤痕，不能破坏遗体表面。

极其个别的情况下，事后恼羞成怒的逝者亲属会突然找上门来，教授们为了收拾局面到处协调，碰上这种情况着实让人头疼。

"二战"后不久，日本公布并实施了向大学等机构提供遗体的有关法律，规定为了综合医学和口腔学的大学教育，大学校长要求提供遗体时，都道府县知事可以提供遗体。

后来该法律与厚生省[1]发布的死因调查令合并，日本出台了《死体解剖保存法》。该法律规定，解剖体经家属同意后可以实施解剖，从此学校可以根据法律光明正大地接收医院提供的遗体了。

然而解剖体数量仍然不够，主要原因是很多大学新开设了综合医学部和口腔学部。另外，无亲无故这个条件不好掌控。常有自治体或者警察署提供的遗体身份验证信息不准确的情况，这样的事件曾被逝者亲属告到法庭。

曾有一位外出打工在回家途中猝死的男性，因过了遗体保留期限，被移交给大学解剖，后来四处寻找他的妻子出现了，这个事件被媒体炒作得沸沸扬扬。

---

[1] 译者注：日本负责医疗卫生和社会保障的主要部门。

日本解剖学会解剖体委员会于1974年到1975年实施的调查表明，自治体交来的遗体中，后来找到家属送回遗体的比例高达75%~85%。

　　这种情况下，将无亲无故的逝者遗体用于解剖实习，是一件很难实现的事情，因此1955年至1965年被称为医学教育危机的十年。

推进遗体捐献运动

　　解剖体数量不够，严重影响了医生们的解剖实习，对于那些被救治的病人来说，也不是毫无关系。那些看在眼里，急在心里的人当中，有人希望自己身后，遗体可以为医学教育做贡献。他们向大学提出了这个要求，于是掀起了遗体捐献运动。

　　遗体捐献运动波及日本全国，并组成了捐献团体。1971年成立了笃志解剖全国联合会，该联合会不仅加强了捐献者相互之间的联系、促进了与接收遗体大学的交流，而且推进了遗体捐献运动。

　　在笃志解剖全国联合会的推动下，自1982年开始，日本文部大臣向捐体者颁发了感谢状。1983年，日本公布并实施了《医学及口腔学教育捐体者的相关法律》（简称"献体法"）。

　　现在，越来越多的人在大学登记捐献遗体，综合医学生及口腔医学生可以放心地进行解剖实习了。

遗体捐献运动的最大收获，是人们从根本上改变了对人体解剖的认识。

过去人们认为，人体解剖虽然是为了医学的发展，但是无疑是带有严重惩罚色彩的残酷手段。

笃志先生自愿捐献遗体，热情洋溢地抒发了自己坚定的志向——为医学事业捐献遗体是人类的高尚行为。此外，捐献的遗体给人体解剖教育赋予了新的意义。过去人体解剖是为了验证并理解人体结构，现在在解剖实习课上，在这样一具具有几十年丰富人生经历的遗体面前，学生们深刻地感受到了作为医生应该持有的伦理道德观念。

在解剖死囚和解剖无亲无故逝者遗体的那个年代，医生们只把解剖体当作一块材料，礼节观念十分淡薄。面对着捐献者的遗体，学生们的觉悟发生了变化，像是收到的最为珍贵的礼物，对逝者的感激之情油然而生。

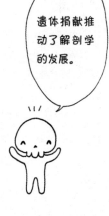

遗体捐献推动了解剖学的发展。

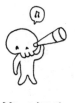

第三部分

从解剖学角度
分析人体

人体的本质

布娃娃与人体比较

人的身体到底是什么样子的呢?

估计很多人浮现在脑海里的是布娃娃的样子。特别是那些小女生，小时候都玩过梨花娃娃和芭比娃娃吧。

梨花娃娃和芭比娃娃的身体哪里会动呢?

头部、胳膊根部、脚的根部。通常，大家头脑里的人体的形状可能是一个躯干上长着头、双臂和双脚。

可是，这只是人体的外表，人体的本质不是这样的。

人体以一根骨干为中心，两边突出的是臂部和足部。中心部分称为身体的"主干"，两边突出的部分分别称为"上肢"和"下肢"。

这与大家脑中浮现的人体形状，有两点差异。

其中之一是有没有躯干这个说法。人们通常所说的躯干，指的是不包括头部的身体。但是身体的主干，是将头部包含在躯体里的。

上肢带和下肢带

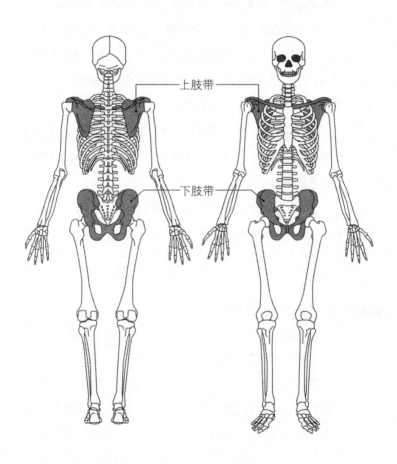

上肢带

下肢带

还有一个区别是手臂与上肢。从骨骼图中可以看出，上肢的根部嵌在躯干里面；从外观上看，它是构成躯干的一部分；从内部结构来看，上肢的根部是上肢的一部分，称为"上肢带"。上肢带连接着肩胛骨、锁骨，由于身体主干与上肢相连，当人体活动时，上肢的根部也一起活动，所以解剖学上，将上肢带包含在上肢里。

与上肢同样，下肢根部称为下肢带。从外观上，骨盆两侧的骨头是躯干的一部分，在解剖学上，骨盆两侧的骨头包含在下肢里。

综上所述，解剖学上的人体形状，在本质上与人体表面看到的人体形状有微妙差异。

人体主干上的三个重要容器

人体主干有三个重要部分：第一是头部，包括大脑和面部；第二是胸部，即心脏和肺部所在的位置；第三是腹部，即肠胃、肝脏等消化器官所在的位置。在骨骼结构和身体主干上有与之对应的三个箱体结构，也就是存放这三个重要部分的容器。最上面的容器，是存放大脑的头盖，包括面部，包含眼、鼻、口、耳。面部既是感觉器官，又是呼吸器官和消化器官，它是接收外部信息和摄取外界食物的窗口，是人体最重要的组成部分。这些重要的器官都集中在头部，真是不可思议啊。

第二个容器，是像鸟笼子一样的胸廓，它是胸部的骨骼结构，心脏和肺位于这里。胸廓的肋骨非常脆弱，碰撞之后很容易骨折，那么既然胸廓里面放着这么重要的东西，它为什么不长得像盔甲那样坚硬呢？

原因是如果肋骨坚如铁板，我们就无法呼吸了，胸部的骨骼必须具有活动功能。那么只要能够活动就可以的话，这里为什么不是肌肉结构，而是骨骼结构呢？

实际上，肺部本身没有向外扩张的力量，它总是一个劲儿地内缩，是与之连接在一起的胸廓强拉着肺部向外扩张。胸廓张开以后，肺部也跟着打开，空气就被吸进来了，胸廓缩小以后，肺部收缩，空气排出体外，这就形成了我们的呼吸。

第三个容器，是存放腹部内脏器官的骨盆，人体靠双脚直立，内脏在地球引力的作用下下沉，骨盆从下方托住人体。泌尿器和生殖器存放在骨盆里。

那么，腹部为什么没有存放消化器官的容器呢？难道消化器官不重要吗？

食物的消化吸收当然是非常重要的，但是如果在腹部装入一个容器，就会影响肠道运动。肠道吸收营养，顺畅地制造并排出粪便，需要不停地做自由运动，这种运动称为肠道蠕动。箱体结构会妨碍肠道蠕动，这里代替箱体结构保护肠道的是厚厚的肌肉组织结构的腹壁。

人体主干上的这三个箱体是无法活动的，箱体与箱体之间可以活动，头部位于头盖与胸廓两个箱体之间，腹部位于胸廓与骨盆两个箱体之间。

细细的脖子支撑着沉重的大脑，特别容易疲惫，也是人们容易产生肩膀酸痛的原因。用一个粗壮的容器支撑着不是更好吗？

如果颈部是固定结构，身后有声音时就不能回头，有人说身体转过来不就可以了吗，但那会非常不方便的。

还有一个睡觉时翻身的问题，如果腹部是箱体结构，不仅影响肠道蠕动，而且在睡觉时无法翻身，这可是个严重的问题。

翻身是通过上半身和下半身力量的作用，身体转向变化的过程。如果腹部不活动，人躺下去之后就有可能会起不来。不信你试试，仰面平躺下去，然后将腹部固定住，起来的时候不要卷曲腹部，看看能起来吗？

综上所述，我们的身体结构，是最能满足我们日常生活需要的功能结构。

通俗易懂的解剖学术语

用形状定义名字

身体上所有脏器和组织都有名字，很多名字非常奇特，医学院的学生们说就像背诵经文那样，实在太让人头疼了。

细细地琢磨一下这些名字，实际上并没有那么晦涩，反而十分易懂。

举个例子，比如说解剖学上将背骨称为脊柱，构成脊柱的一节一节的骨头称为椎骨。自上向下俯视，椎骨前面的本体部分叫椎体，后面弓形部分叫椎弓，看似很难，想想就知道椎体是椎骨的主体，椎骨的弓形部分叫椎弓。

在这里问大家一个问题，大家认为椎弓上横着的突起叫什么？

椎突起？真遗憾，还差一点点就猜对了。正确答案是：横向突起叫横突。从后面突出来的，像门一样的尖尖的突起叫棘突。椎体与椎弓之间的，那个被圈起来的大大的洞，叫椎孔。

椎体

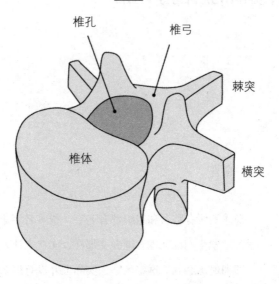

椎孔

椎弓

棘突

椎体

横突

　　像这样用形状定义名字的地方有很多，日本的解剖学术语大多是直接翻译的拉丁语和希腊语，正确的翻译占大多数，有几处是故意翻译错的。

　　比如说，头部的蝶骨，正确的翻译应为"楔形骨"，但是足部也有楔状的骨头，由于二者形状不同，拉丁语的拼写并不相同，翻译成日语之后都是楔形骨，分不清到底指的是头部的还是足部的。

　　后来人们把头部的楔形骨称为蝶骨，因为它的形状像展翅的蝴蝶，将足部的楔形骨称为楔骨，以示区别。

肌肉的数量

成年人的骨骼数量是206块，肌肉数量是多少呢？

很难有一个统一的答案，有人认为是400块，有人认为是800块。每块肌肉都有名字，理论上无论谁统计都应该有一个相同的答案。然而令人头疼的是，统计方法不同，数量就不同。

最难数清楚的是背骨上的肌肉。连接一节椎骨和另一节椎骨的每一块肌肉，都有它们各自的名字。

倾斜地罗列在背骨横突到上面棘突的肌肉有三块，它们互相衔接在一起，没有明确的界限，无法判断是将它们作为三块肌肉，还是全部统一作为一块肌肉。

干脆笼统地划分一下吧，将自第一块上面至第二块上面的比较短的肌肉称为回旋肌，将自第二块上面到第四块上面的肌肉称为多裂肌，将第四块上面到第六块上面的肌肉称为半棘肌等。

手部肌肉也是同样，手部肌肉有骨间肌、蚓状肌等，如果加以区别，应该说位于什么地方的骨间肌、位于什么地方的蚓状肌等，若统一为一个名称，肌肉的统计数量就会减少。

所以，肌肉数量是很难统计清楚的，这一点与骨骼不同。

回旋肌、多裂肌、半棘肌

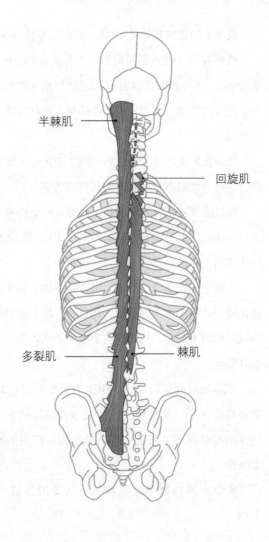

半棘肌

回旋肌

多裂肌

棘肌

解剖学术语的诞生

如何给肌肉命名，过去曾经是一个重大的问题。在数量繁多的肌肉面前，医学界的前辈们也曾经感到非常迷茫。

世界上现存的最古老的解剖学著作，是公元2世纪伽列诺斯·盖伦编写的，伽列诺斯·盖伦基本上没给肌肉起名字，比如咬肌，伽列诺斯·盖伦著作中写的是咀嚼肌。伽列诺斯·盖伦对其他的肌肉则用了编号表述，特别是手部和脚部的肌肉，他都用"驱动肘关节运动的第×块肌肉"来描述。

那时的著作都是文字性描述，文中没有插图，学习过解剖学的人，仔细阅读后能分辨出伽列诺斯·盖伦说的第一块肌肉指的是哪块肌肉，第二块肌肉指的是哪块肌肉等。对解剖学没有深刻理解的人，就根本无法读懂这本著作。

16世纪的维萨里，为伽列诺斯·盖伦的解剖学著作绘制了精美的插图，并出版了《人体的构造》。该书最大的改进之处，是给肌肉配了插图，"这块肌肉是驱动手腕运动的第×块肌肉"，附上图片后的确非常方便理解，但是维萨里也是给肌肉编号，并没有给肌肉命名。

因为有了解剖图这个通用的参照物，人们参照着解剖图很容易找到"驱动手腕运动的第×块肌肉"指的是哪块肌肉。

但是，如果图片内容稍有不同，人们又迷惑了。面对这些问题，人们认为应该给肌肉命名。

16世纪的希尔维斯（Franciscus Sylvius）是最早给肌肉起绰号的人。

17世纪，伯昂在他编著的《解剖剧场》一书中，用现代教科书式的表达方式为弯曲手腕时用到的四块肌肉命名，分别是："弯曲手腕的上方肌肉""弯曲手腕的下方肌肉""伸展手腕的上方肌肉""伸展手腕的下方肌肉"。

另外，伯昂根据肌肉形状，将三角形肌肉称为三角肌，将有两个头的形状的肌肉称为二头肌。

这样做看似解决了问题，但是后来很多研究解剖的学者也陆续出版了自己的解剖学教科书，他们也根据个人的喜好给肌肉命名，一时间肌肉的名称十分混乱。

还以弯曲手腕肌肉为例，上方肌肉，到底是指拿着酒杯状态时的上方肌肉，还是指手心冲上时的上方肌肉呢？或是指手心冲下时的上方肌肉呢？实在无法做一个明确的约定。

1895年，在巴塞尔举办的解剖学大会终于决定将解剖术语的命名方法统一起来，并出台了解剖学术语集。最早的解剖学术语，主要是由德国解剖学家编写的。

之后，很多解剖术语都统一使用拉丁语，现在只要说出一个名字，大家都知道是哪块肌肉、什么结构等。

读者知道了上述背景，就会感谢解剖学术语了吧。

腋下到底在哪里？

脸皮很厚吗？

每所大学的解剖实习流程都不尽相同。日本顺天堂大学规定，解剖实习时，手术刀切入遗体的第一个部位是颈部。手术刀纵向切开颈部中心，用解剖镊夹着两侧和上下的皮肤，把皮肤剥离开来。

与胸部和腹部相比，颈部皮肤的皮下脂肪少而薄，如果用力太大，有可能切断皮下组织。手术刀小心地剥开皮肤以后，应该可以清晰地看到下面的肌肉。但是颈部肌肉太薄，不易清晰看到，该肌肉叫颈阔肌，与面部皮肤下面的表情肌是兄弟。使劲把嘴巴横向咧开，颈部有一条纵向肌肉突出来，这就是颈阔肌，大家可以用手触摸一下。

无论是颈阔肌还是表情肌，都与普通的肌肉不同。通常大家所说的肌肉，指的是骨骼肌。骨骼肌的两端连接在骨骼上，肌肉收缩牵动骨骼，进而带动身体运动。

但是颈阔肌和表情肌不是带动骨骼运动，它们更像皮筋，两端深埋在皮肤里面。

　　颈阔肌和表情肌带动皮肤运动，特别是表情肌，通过带动皮肤运动，人才有了喜怒哀乐等丰富的表情。所以如果脸皮很厚的话，表情肌就带不动了。

表情肌

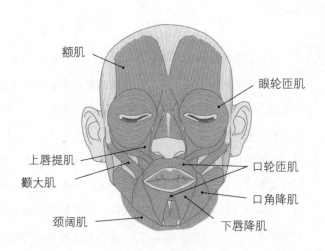

额肌

眼轮匝肌

上唇提肌
颧大肌

口轮匝肌

口角降肌

颈阔肌

下唇降肌

　　带动皮肤运动的肌肉，除了颈阔肌和表情肌之外，还有一处在手的小指上，称作掌短肌。手掌用力张开，这时小指侧起了皱纹，制造这个皱纹的肌肉正是掌短肌，它在小指根部。

　　人体通过皮肤带动的肌肉，只有面部、头部和手这三个地方。

解剖学角度上的颈部

　　小心地去掉颈阔肌之后，一大块肌肉出现在眼前。这是学生们首次遇到的大块肌肉，称为胸锁乳突肌。因为名字奇特，所以给学生们的印象特别深刻。其实它的名字很好理解，胸锁的意思是该肌肉始于胸骨和锁骨，乳突的意思该肌肉是止于侧头骨的乳状突起。

　　该肌肉不像上臂的肱二头肌和腿的肱二头肌那样有两个头，称得上二头肌，它开始于两个不同的地方，即胸骨和锁骨。

　　该肌肉负责头部倾斜、颈部转动等动作，因为头部倾斜时该肌肉会运动，德语中亲切地称之为"点头肌"。

　　胸锁乳突肌有时候凝结在一起，变得很硬。这种情况常发生在婴儿身上，分娩时抻动婴儿头部导致胸锁乳突肌断裂，受损部分纤维化后凝结变硬，颈部无法运动，临床上称这种情况为小儿斜颈。

　　颈部是支撑头部的根本，更是连接躯体与头部的重要通道，切断胸锁乳突肌下端向上抬起，可以看到颈部结构。

胸锁乳突肌

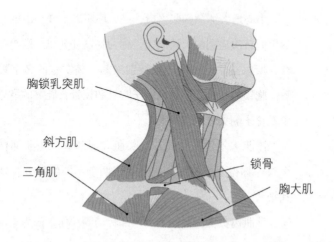

胸锁乳突肌
斜方肌
三角肌
锁骨
胸大肌

　　首先看到的是向头部输送血液的"颈总动脉"和"颈内动脉"两根粗壮的血管。若将手指压住颈部侧端，感觉到脉动的是颈总动脉。用力压迫颈部动脉，可以导致脑部供血稀薄，甚至人体气绝。

　　通常动脉分布在不易受到外部冲击的体内深处，多数动脉从人体外侧触觉不到，但是颈总动脉可以触到，此外手腕、大腿等关节附近旋涡里的几处动脉，也可以感触到。之所以在旋涡里，是因为这里不易受到外部冲击，比较安全。

　　颈总动脉的"总"字，暗示着这里是一个集合点，从这里开始分叉。颈总动脉分为外颈动脉和内颈动脉，外颈动脉分布在头的外部，即面部；内颈动脉分布在头的内部，即大脑。

除血管之外，运输空气的气管和运输食物的食道，以及始于脑部向躯体发散的神经，也是从面部到达胸部的通路。

臂部的血管和神经是从颈部开始的，这也是一个通路。学生在解剖时，如果先从皮下脂肪适度的臂膀开始，比从皮下脂肪薄的颈部开始更加容易操作，但是这样就看不到臂部血管和神经位于颈部的源头，如果要看清源头，解剖就必须从颈部开始，顺着颈部寻找通向臂部的血管和神经。

不明的腋窝

读者可能从未重视过"腋下"这个概念，实际上这是一个非常重要的地方。此处的正式名字叫腋窝，是动脉、静脉、神经自颈部到达手臂的通路。

腋窝呈旋涡状，夹在位于它前面的胸大肌和后面的背阔肌之间，解剖时对于这个旋涡的处理，是非常麻烦的。因为旋涡是肌肉和缝隙在此处形成的空间，为了很好地看清这个地方，必须先切掉肌肉，但是肌肉去掉后旋涡也没有了，解剖者都不能准确知道哪里曾经是旋涡。

解剖腋窝时，首先剥离胸部皮肤，然后看到一大块肌肉组织，该肌肉组织称为胸大肌，去掉胸大肌不要用手术刀，而是用解剖剪将其剪掉，用手术刀很可能切到皮下组织。从胸大肌朝胸部方向的一端剪掉胸大肌，然后翻转过来。这样就能够很清晰地看到腋窝了，还能看见藏在胸大肌后面的胸小肌，用解剖剪剪断胸小肌，锯断锁骨，能看见通向手臂的大动脉（腋窝动脉）和静脉（腋窝静脉）以及缠绕在一起的神经束。腋窝动脉和腋窝静脉一旦进入上臂，名字马上变为上臂动脉和上臂静脉。

腋窝处能看到很多集结在一起的淋巴结，乳腺癌患者要观察腋窝处，因为这里有淋巴结。

腋窝

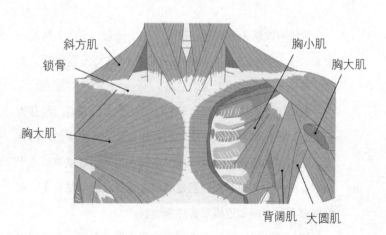

斜方肌　锁骨　胸大肌　胸小肌　胸大肌　背阔肌　大圆肌

从乳腺出来的淋巴管，有一半以上伸向外部，进入腋窝。这里淋巴液丰富，患癌后，腋窝处的淋巴结极易转移，这里可以查到体内的癌细胞数量。

　　综上所述，腋窝是一个非常重要的部位，但是去掉外围组织后，腋窝的界限很难确定，所以解剖之后，也很难把握腋窝形状。

关于啤酒杯肌

肌肉的头和尾

肘部的主要工作是弯曲和伸展。肘部的弯曲方式很多，所牵扯的肌肉也不同。最容易理解的是拱起上臂肌肉这个动作，此时动作的肌肉是上臂的肱二头肌。

肱二头肌上方分长头和短头，因为有两个头，所以称为二头肌，那么是不是有三个头就可以称为三头肌呢？是的，上臂后方肌肉称为肱三头肌。

肌肉的头是一个很奇怪的叫法。肌肉靠近身体一端的是始点，远离身体一端的是终点，靠近始点的一端称为肌肉的头，靠近终点的一端称为肌肉的尾，中间部分称为肌肉的腹。

拱起上臂肌肉时，需肘部弯曲，手掌向上，所以肱二头肌需要做弯曲肘部和让手掌向上两个动作。

弯曲肘部时需要力量，而且有些动作手掌也不是一直向上。比如拿有重量的啤酒杯时，需攥上拳头，大拇指朝上。这时前臂上有一块肌肉变硬，该肌肉称为肱桡肌。

肱桡肌始于上臂骨，横跨肘关节，终于桡骨下端，归类于前臂肌肉群。关节弯曲、手掌向上和向下的动作，都需要该肌肉发力，但是该肌肉发力最大时，并不是手掌处于向上和向下的位置，而是手掌处于向上和向下的中间位置。

因为该肌肉在拿啤酒杯时发力，为方便学生记忆，称其为"啤酒杯肌"。

枕着肘部睡觉压迫神经

解剖臂部时，需要找到每一块肌肉，然后顺着它们的轨迹，看清血管、神经如何从腋下穿过。

上肢肩部、肘部、手腕等关节的弯曲方向都是前方，血管和神经按照弯曲的方向穿过，此外还有两条血管和神经是中途从后边绕过来的，它们是桡神经和尺神经。

上臂骨内侧有一个神经通过的浅沟，称桡神经沟，桡骨神经从这个神经沟通过。当我们枕着肘部睡觉时，头部重量压迫神经，睡醒后手上有发麻的感觉。

上臂骨下方端部内侧有尺神经沟，尺神经通过这里，就是揉肘部外侧发麻的那个地方，所以趴在床上撑着肘关节读书时，前臂会发麻。

这两根神经很容易受损，通常有神经通过的地方，如果骨骼也在附近通过，那么这个地方就会是人体的脆弱区域。

手指骨骼图为什么看着比实际手指长

手指的骨骼图，看着比实际的手指细长。

仔细观察骨骼图，有一些小碎骨集中在一起，这些小碎骨都包在手背里，在这些小碎骨的前端，有4根细长的、连接在一起的手指，关节比实际的指关节多一个。小碎骨集中区域上方有一根又细又长的骨，称掌骨。骨骼图上看到的手指，包含了这些藏在手背里的小碎骨。

手指骨骼图

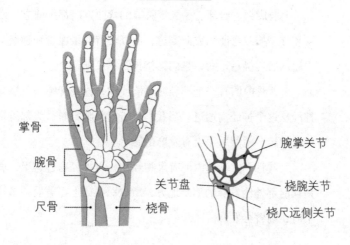

手指根部关节，不在眼睛看见的手指根部的位置。从骨骼图上来看，它在手指前方1~2厘米处。换句话说，眼睛看到的手指根部，不是实际的指关节处。所以，大家看到的手指比骨骼图上的手指要短一些。

除大拇指外，其余四根手指有三个关节，分别位于指根、指中和指尖。这三个关节负责手指的弯曲和拉伸，只有指根关节负责手指的分叉。

驱动手指运动的肌肉在哪里呢？有两个地方。首先不攥拳头，用力弯曲手指，用另一只手摸一摸，没有任何地方有肌肉突起，然后弯曲手指并攥成拳头，这时会发现前臂肌肉变硬。

驱动手指运动的肌肉，一块在手掌上，另一块在手腕和手肘之间的前臂上。手指的弯曲和伸展，主要是手指根部的关节运动，这时手掌上的肌肉发力，不会形成肌肉突起；而手指弯曲用力攥拳时，手指中部关节运动，前臂肌肉和指骨之间连接的肌腱伸展。

驱动四根手指运动的前臂前面肌肉分为两层，分别称为指浅屈肌和指深屈肌。指浅屈肌的肌腱在手指中分为两股，指深屈肌的肌腱从中穿过，呈立体交叉状。实际观察时，这里非常漂亮，老师都会让学生观察这里，学生们都赞叹不已。

手上肌肉和前臂肌肉，共同负责手指的弯曲和拉伸，手上肌肉负责手指分叉点的开合。

掌骨间隙内的肌肉称为骨间肌，分为掌侧骨间肌和背侧骨间肌，张开手指时背侧骨间肌动作，关闭手指时掌侧骨间肌动作。

拇指根部的鼻烟壶

解剖手部时，需一块一块地剥开手指上的皮肤，这个过程的确十分困难，特别是手掌皮肤较厚时，学生们都面露难色。

拇指是一根特别活跃的手指，它的肌肉也很特殊。手掌上拇指根部比较柔软，这里称为拇指球。

前臂前面负责拇指弯曲的肌肉有一块，前臂后面负责拇指弯曲的肌肉有三块，这三块肌肉的肌腱在手腕处，肉眼可以看到。

用力伸出拇指，手背上拇指根部有两根肌腱突出来，中间还形成了一个凹陷。这个凹陷部位称作"解剖学上的鼻烟壶"。

这个名字十分奇特，法语称其为香烟切，即鼻烟托的意思。过去的人吸鼻烟，这个凹陷的形状很像吸鼻烟时使用的工具。

解剖学上的鼻烟壶

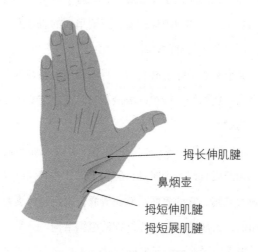

拇长伸肌腱

鼻烟壶

拇短伸肌腱
拇短展肌腱

　　驱动拇指运动的肌肉，除拇指球上的四块，前臂上还有四块，一共八块，拇指的这个结构实在有点浪费。

　　但正是因为拇指的特殊结构，人类的手部才特别灵活。

泡在水袋子里的肌腱

　　为完成抓取等复杂动作，手部由27块小碎骨构成。为了避免这些小碎骨过于分散，韧带将它们的关节连接在一起，手腕处的腱鞘，将每个手指肌肉端部的肌腱捆绑在一起。

　　手指肌腱的根源可以追溯到前臂，自前臂出发有一条长达30毫米的又细又长的腱。为了保证在这么长的距离中，肌腱不与周围组织发生摩擦受损，肌腱周围被一层薄壁，即类似水袋子一样的组织保护着，只要里面的肌腱发生动作，水袋子可以起到缓冲的作用。

这个水袋子称为滑液鞘，滑液鞘周围还有为滑液鞘提供补充的结实的结缔组织，滑液鞘与其周边结实的结缔组织，统称为腱鞘。

解剖时，能看见外面的纤维鞘，但是看不见内侧的滑液鞘。切开后直接看到肌腱，腱鞘不知什么时候已经破碎。仔细观察肌腱，它的表面柔软而滑润，肯定是包裹在一个袋子里面的。滑液鞘就是这样纤细的组织结构。

当手部受伤或者长时间地从事手指敲击的工作以后，包裹肌腱的滑液鞘发炎，手指疼痛得不能动，这就是腱鞘炎。滑液鞘是位于内侧的水袋子，它的壁非常薄，得了腱鞘炎之后，休息一段时间大多可以自愈。位于外侧的纤维鞘，只要不受外伤，一般不会受损。

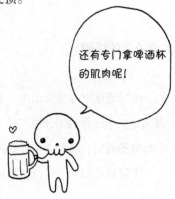

还有专门拿啤酒杯的肌肉呢！

腹肌为何会分块？

夹在肌肉中间的肌腱

　　剥离腹部皮肤以后，能看见两侧的肌肉，中间的肌肉被白膜包着，无法看到。这个结实的白色袋状结缔组织称为腹直肌鞘，里面包裹着的肌肉称为腹直肌。用解剖剪将腹直肌鞘纵向剪开能看见纵向的、长长的腹直肌。

　　腹直肌的中部，有三四条白色缎带模样的肌腱，腹直肌被这三四条白色缎带夹着，该白色缎带称为腱划，这里就是大家通常说的腹肌分块的地方。腱划把腹肌分为几大块，所以健身达人的腹部上能看到几块大大的肌肉。

　　像这样肌肉被腱划隔开的地方，身体上还有三处。其一是位于下颌骨稍下方的二腹肌，该肌肉结构特殊，原本分为前腹和后腹，中途在舌骨处发生改变，分开的肌肉合在一起，中间腱固定在舌骨处，形成一个弧度。其二是肩胛骨舌骨肌，它是从肩胛骨至舌骨肌肉的中间腱。其三是半腱肌，它是自坐骨结节至腓骨肌肉的中间腱。

103

其中给人留下最深刻印象的是大块的腹直肌。为什么腹直肌中间掺杂着肌腱呢？原因不明。可能是因为肌肉纤维长，受损危险性高，对抗外力的能力弱。中间掺杂肌腱以后，虽然对人体活动构成一定障碍，但是肌肉因此而变得更加安全。

腹直肌

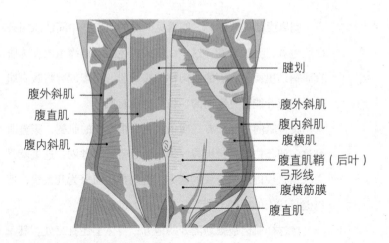

腹外斜肌
腹直肌
腹内斜肌

腱划
腹外斜肌
腹内斜肌
腹横肌
腹直肌鞘（后叶）
弓形线
腹横筋膜
腹直肌

难切断的腹膜

腹部由三块肌肉组成，分别是腹外斜肌、腹内斜肌和腹横肌。

腹外斜肌自后上方斜着向前下方延伸，腹内斜肌与其垂直相交，腹横肌基本上是横向延伸的。为了观察腹部，必须一层一层地剥离这些肌肉。

先切开腹外斜肌和腹内斜肌，就能看见深层处的腹横肌以及腹直肌内侧结构。腹横肌延伸的膜状肌腱，构成了腹直肌后侧的壁，即腹直肌鞘。该壁一直延伸至肚脐下侧，由此再往下，腹横肌肌腱从腹直肌的前面通过，人体后侧没有结实的肌腱。

自肚脐以下只有腹膜，腹直肌鞘在其上方，二者被一条弓形线分开。

为何形成这样的结构还是未解之谜。19世纪的教科书必定收录这段内容："以弓形线为分界，在弓形线上侧，腹横肌肌腱绕到腹直肌后侧，腹膜由此向下伸出，由于腹横肌肌腱通向前方，腹直肌后侧只有腹膜。"

观察完腹横肌之后将其切断，与腹直肌上端分离，托起全部肌肉，此时会看见包裹腹腔内脏的薄膜。该薄膜称腹膜，本来只想取出肌肉观察一下，但是由于腹膜实在太薄了，结果大多情况都是带着腹膜一起取下，或者破坏了腹膜。不破坏腹膜，只取出肌肉的情况实在太少了。

有人认为，那些能够完整地保留下腹膜的学生，有可能是最适合做外科医生的人。

肺的颜色

悬浮的肋骨

去掉腹腔上的壁、胸腔上的壁和胸大肌，能看到肋骨。肋骨后侧与后背脊柱的椎骨形成关节，肋骨前侧连接着胸腔中部的胸骨，呈鸟笼结构，该结构称胸廓，胸廓左右各有12根肋骨。

从上数第1根到第7根肋骨与胸骨连接，第8根到第10根肋骨与上面的肋骨连接，最后两根，也就是第11根和第12根肋骨是悬浮着的，和哪里都没有连接。为什么只有这两根肋骨悬浮着呢？理由不明，这也是人体内的一个谜团。

连接肋骨之间的肌肉称肋间肌，肋间肌是双层结构，肋间外肌从后上方至前下方倾斜伸展，肋间内肌与肋间外肌垂直相交，自后下方向前上方延伸。当肋间外肌收缩时，肋骨向上方抬起，胸廓张开，反之当肋间内肌收缩时，胸廓稍微变小。

肺部本身没有扩张能力，它连在胸廓内部，通过跟随胸廓一起做扩张、收缩的动作来吸入或者吐出空气，从而形成呼吸。

胸腔和腹腔的分界线是膈肌，它与肋间肌的呼吸密切相关。

胸廓

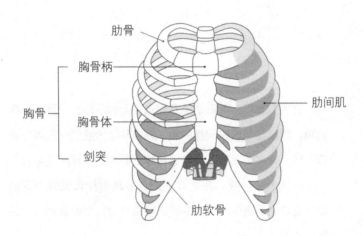

要想仔细观察胸廓内部，首先必须去掉肋骨。切割肌肉的解剖剪无法剪断肋骨，这里必须使用肋骨专用的肋骨剪。肋骨剪比普通解剖剪大，刀刃部呈曲线状。从下方顶住肋骨，很容易将其剪断，横着用肋骨剪一根一根地剪断肋骨。

剪肋骨时，先用肋骨剪在肋间肌上掏个洞，下一根也是同样，如此反复。只需剪断10根肋骨就可以了，最后两根悬浮着的肋骨不用剪。剪断肋骨之后，去掉连接在肋骨上的动脉、静脉、腹外斜肌、腹直肌等组织，用力向上一托，胸廓就被取下来了。

有的遗体生前患了肺炎，炎症粘连在肋骨上剥离不下来。这种情况下用力将它们剥下来，然后再抬起胸廓，最后剪断粘连在肋骨上的膈肌与肋骨之间的连接。

光滑的肺

摘下胸廓后，可清楚地看到包裹着肺的薄膜，该薄膜称胸膜。胸膜是与腹膜同样的膜，以前称之为肋膜。胸膜与腹膜一样，大多情况下已经被破坏掉，肺部直接暴露出来。

胸膜十分轻薄，几乎看不到。但是为什么说肺上有膜呢？它是完全透明的，肺的表面特别光滑，很明显是有一层膜包着的。

人体共有三种光滑薄膜，最大的是腹膜，然后是包着肺的左右胸膜，还有包着心脏的心膜，共四处。

严格来说，这些膜是不一样的，它们的共性是光滑、轻薄、可析出水分。膜析出水分后变得更加光滑，里面包裹的脏器运动时，不会与周围脏器产生摩擦受损，也很容易移动。

因肺部疾病去世患者的遗体，大多胸廓上的胸膜很难去掉，有时肺部周围有积液。

积液若是从血液析出的，可能含有白朊等血浆蛋白质，另外有时会有肺出血、化脓的情况。肺分左右两部分，右肺有三叶，左肺有两叶，称作肺叶。解剖观察时，肺叶正像插图画的那样是分开的，胸膜夹在肺叶缝隙处，清晰地将肺叶分开。

肺分成一片一片的最大好处，是方便肺部活动。每片肺叶在自己的空间里活动，彼此之间的牵制较少。

肺叶

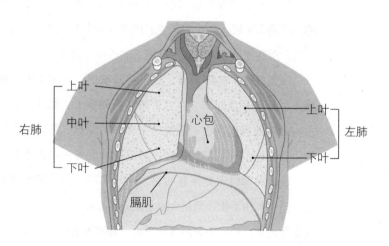

肺部膨胀以后，并不是在原来的基础上变大，而是膈肌下降，肺部整体被纵向拉伸。每片肺叶的重叠部分相错。呼吸时每片肺叶的形状变化不大。

　　如果肺是整整的一块，膨胀以后肺的形状就会发生很大变化，肺部组织可能变形。现在这样的结构，可以保持肺部原来的形状，这样的设计真是天衣无缝啊！

左右支气管的弯曲方向不同

　　胸膜剥离后，肺部暴露出来，学生们被肺的颜色惊呆了。

　　解剖书上的肺呈肌肤色，实际看到的肺差不多是黑色的，这是多年吸入肺中的灰尘造成的。所有人的肺都是偏黑色的，那些生活在新鲜空气环境下的人也不例外。

　　仔细观察了肺部表面之后，将其取出。首先手从外侧插入，让肺悬浮起来，然后手再从内侧插入，将其托起。左右肺中间有连接在一起的进出肺部的动脉、静脉、支气管，切断它们与肺部的连接，肺部就被完整地取出来了。

　　取出肺部时需要注意的是，刚才切断的肋骨断面很尖锐，经常刺伤手指，当然大家是戴着手套的。肺部给人的感觉非常柔软，按一下表面会凹下去。肺部发生病变后很硬，内部常呈石灰状。

众所周知，右肺比左肺大，左肺覆盖在心脏上。气管分叉后形成的左右支气管是不一样的，右侧支气管粗壮，左侧纤细。这也很好理解，因为右肺肥大，左肺瘦小，另外左右支气管的角度也不同。

右支气管接近垂直，左支气管近乎水平。从心脏进出的大血管跨过心脏到达肺部，由于距离肺部入口较远，所以左支气管几乎是水平状态的。

左右支气管角度上的差异，带来医疗处理上的两个差异。一个是支气管镜有左右之分，不能通用。左支气管因为是水平的，所以左支气管镜弯度大。还有一个是呛气管。婴儿误吞纽扣、老人吃花生米堵住气管，一般都是进入了右支气管，因为右支气管粗，而且近似垂直状态，食物容易进去，所以右肺毛病多。

取出肺部以后，用注射器向其中的一根支气管注入空气，可以看到肺部张大。

心脏里面有个"心脏骨骼"

心脏的厚膜

取出肺部以后，胸腔的中央只剩下心脏了。心脏也是被膜包着，这个膜称为心包。与肺部和腹部不同，心脏像一个两层结构的口袋。

包裹心脏的心包（心外膜）轻薄而光滑，心脏上的大血管根部相连下垂，心外膜从外侧翻转过来成一个口袋（心包腔）形状包着心脏，这个外侧的口袋是非常结实的结缔组织，连接并固定在膈肌顶点中心。

心包腔隙间有少量黏液，帮助心脏有规律地跳动。

心脏不能透过心包直接看到，心包是白色的，厚度1~2毫米，学生都可以将其完整地保留下来。心包为何如此之厚呢？心脏每分钟跳动几十次，而且终身跳动，必须有一个能够耐受这样强度的厚膜才行。

观察完表面后切开心包腔，就能看见心脏。心脏在多数情况下堆积着黄色的脂肪，小心地把脂肪去掉，能看见心脏壁上的肌肉。

心脏的结构很奇特吗？

心脏分左泵和右泵，结构上不是分开的，如果心脏分左心脏和右心脏，那生命就无法维持。

心室的厚壁和心房的薄壁是分开的，心室和心房之间被一层壁分割为左右两部分，换句话说，心脏不是纵向分成左右两部分，而是横向分成上下两部分。

从外侧可以看见心室与心房之间分布着的冠状动脉。

解剖心脏时，首先用解剖镊捏住心房与心室之间的位置，使心房与心室分离。心房与心室之间的阀门四周很硬，切割这里时要特别注意。取出心房以后，露出心室的上面部分，能看见心房进入心室的两个入口和心室的两个出口，这四个出入口都有各自的阀门，分别称为肺动脉瓣、主动脉瓣、二尖瓣和三尖瓣。

这里其实暗藏着心脏的"骨骼"结构，身体上的其他骨骼都是骨质结构，只有这里的骨骼是肌肉结构，共有以下两种结缔组织：

第一种是包着四个阀门的结实的结缔组织，称其为纤维体，它的作用是保护阀门不变形。

第二种称纤维三角，它的位置在左右心房、心室口与主动脉口之间缝隙内结缔组织集中、质地变硬的地方，它的作用是填充左右心房、心室口与主动脉口之间的缝隙。它有左右两处，即左纤维三角和右纤维三角。这些质地变硬的组织构成了心脏的骨骼结构，统称为心脏的纤维性骨骼。

包裹心脏的心室俯视图

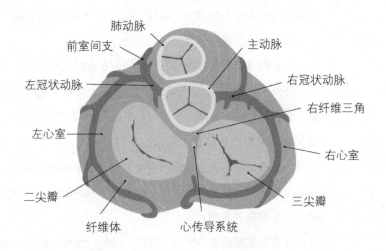

构成心脏壁的肌肉叫心肌，心肌与心脏的骨骼相连，心肌的肌纤维两端连接在骨骼上。心室肌肉和心房肌肉的肌纤维两端与纤维性骨骼相连。当心室跳动时，心室与纤维性骨骼的距离时近时远，心室上面称为基面。以基面位置计算的话，远离心室的最上端（心尖）的跳动幅度是最大的。

心脏不是竖直的，它在体内略微有些倾斜。看着心脏解剖图，能分清左右吗？

大家在解剖图上经常看见的心脏，右心室大，左心室小，实际上左心室并不小。心室基面下侧向后方倾斜，从前面看，基面下方的心室看起来较大，而且心室向左倾斜，所以右心室看着大，左心室看着小。

由于跳动幅度最大的左下前侧的心尖在左侧跳动，所以我们感觉心脏在左侧跳动，甚至我们经常错误地以为心脏在左边。

心房与心室的肌肉

心脏骨骼的另一项重大工作，是将心房与心室彻底分离，即心室的肌肉单独地连接在骨骼上，心房的肌肉也单独地连接在骨骼上。也就是说，心脏被上下分开，二者之间无直接的联系。

这里要正确理解"彻底分离"的意思，如果心房和心室同时收缩，心脏就起不到泵的作用了。过程应该是心房先收缩，向心室输送血液，心室过一会儿再收缩。

有人会说，如果心房和心室完全分离，二者收缩时就不能互相配合，心脏不是更不能发挥作用了吗？那么心房和心室到底是怎样的关系呢？

这里的关键点是"心传导系统"这个结构。它位于构成心脏骨骼的右纤维三角中，是将心房收缩产生的刺激，过一小会儿再传给心室的细小联络通道。通过心传导系统的部分神经，将心房产生的刺激传递给心室。

心传导系统是一条极其纤细的联络通路，解剖时用肉眼很难看到。

只要解剖时理解了纤维性骨骼，也就理解了心脏的结构。

腹腔中有一块"围裙"

小肠杂乱有序地分布在腹腔里

摘掉腹壁之后，腹部表面上覆盖着一层脂肪丰富的薄膜，称大网膜。大网膜像一块围裙一样，胃从上面垂下来，下面未连接在任何地方，轻飘飘地垂着。

大网膜的作用是包裹住腹部任何地方引发的炎症，使之不向外扩散。

卷起大网膜以后，能看见大肠和小肠。大肠和小肠完全不像解剖图那样排列得那么整齐，它们有些杂乱地堆积在腹腔里，根本无法分清。大肠的大部分是结肠，结肠的特点是有竖着的结肠带，以此为判断标准，可以分清大肠和小肠。

从能区分大肠和小肠的地方，用力将小肠托起来向右移动，此时能看见小肠的根部。小肠的根部很像窗帘轨道，从左上到右下不到30厘米，肠间膜从这里垂下来，好像一块褶皱的窗帘，窗帘的下摆就是小肠。肠间膜这块窗帘的褶皱特别多，下摆的小肠竟有大约6米之长，小肠看似杂乱却有序地堆在腹腔里，可以自由运动。血管和神经通过肠间膜进入小肠，受重力影响下垂，通过肠间膜固定在腹腔后壁上。

大网膜

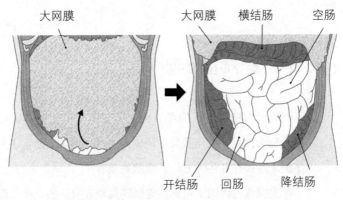

卷起大网膜，就能看到小肠和大肠

空肠、回肠、大肠的起点盲肠、横结肠、降结肠、最后变成乙状结肠进入骨盆并与直肠相连，沿着这个走向观察，感觉肠道就像人类的关系网。再观察一下动脉和静脉的情况，就可以取出小肠和大肠了。

取出肠道时的注意事项

取出时，如果直接切断小肠和大肠，肠道中残留的粪便就会喷出来，这点必须注意。从空肠开始的地方和结肠结束的地方各选两处，两处间隔几十厘米，用线扎紧，从中间切断。

小肠的内壁

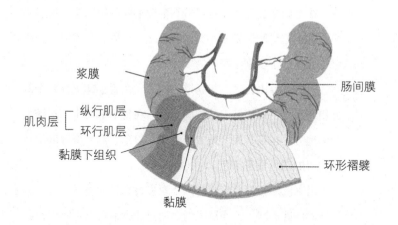

浆膜

肠间膜

肌肉层 { 纵行肌层 环行肌层

黏膜下组织

环形褶襞

黏膜

将小肠和大肠一起取出，顺着它的走向冲洗干净，用解剖剪剪开肠壁，观察内部。

在这里可以看到小肠、大肠黏膜的模样。通过放大镜，能看到小肠内壁上有圆环状褶皱，称为环形褶皱，上面长着天鹅绒状的茸毛，这样的结构增大了黏膜的外部面积，能够更有效地帮助人体对食物的消化吸收。

大肠壁上没有小肠壁那样的环状褶襞和茸毛，比小肠光滑轻薄。

肠壁由平滑肌构成，平滑肌通常情况下是双层结构，内层环状分布，外层纵行分布，结肠外层的纵行平滑肌向三处集结，集结处称结肠。食物的营养被小肠吸收后进入大肠，在大肠吸收水分后变硬形成粪便，结肠带更容易促进肠道蠕动，以帮助搅动失水的食物。

在结肠带的表面，可以看到葡萄形状的脂肪袋，称肠脂垂，这也是结肠区别于小肠的特征之一。外科手术时，用手触摸这里即可识别结肠。

下面再取出胃部。与肠道一样，先在胃上部选择两个地方用线系上，再用剪刀从中间剪断，在胃下部与十二指肠相连的地方，也选择两个地方系上线，剪断，然后将胃取出观察，胃的颜色近乎茶色。

用水洗净胃部并将其切开，观察胃黏膜的模样。胃黏膜呈细微的凹凸状，比小肠光滑。通过放大镜可以观察到胃黏膜上有很多很小的凹陷，这是胃腺的出口，酸性的胃液就是从这里分泌出来的。

胃是临时保存食物的储存库，食物在这里杀菌，然后一点一点地被运送至十二指肠。

取出胃肠之后，腹腔里还剩下什么呢？肝脏、十二指肠、胰脏和脾脏。

下面摘取肝脏。

没有固定形状的肝脏

你知道肝脏的角为什么是一个圆圆的直角吗？

大家知道动物的肝脏十分柔软，没有一个固定的形状，实际上肝脏是无法有一个固定形状的。

肝脏上端贴附在膈肌上，所以肝脏上端是圆形，肝脏下端被肠道等内脏托起，肠道等内脏在此处形成了一个直角三角形的凹陷，肝脏的形状必须配合周边环境，多亏肝脏柔软性强。

取出肝脏时，首先切断从肝脏下方进入的血管和胆管，再切断与膈肌的连接，最后切断肝脏后面连接的下腔静脉，然后用手取出肝脏。肝脏在福尔马林溶液中浸泡后变硬，失去原来柔软的质感。

从前面观察肝脏，能看到肝脏表面上有一条纵向的膜，称肝镰状韧带，它是腹膜的褶皱，人在婴儿时期的脐动脉通过这里，成年以后还能看到痕迹。肝脏以此韧带为界限分为左叶和右叶。

下面从后面观察肝脏，后面的情况十分复杂，必须仔细观察。

肝脏的左叶和右叶中间夹着尾状叶和方形叶。从前面看，尾状叶和方形叶好像右叶的一部分，从后面看，它们分为四块。

右叶与尾状叶和方形叶包裹着肝门。肝门是肝动脉、门静脉和胆管的通路，这里是肝脏的中央。肝动脉和门静脉两根血管自肝门进入肝脏，肝动脉是主动脉的分支，门静脉是胃、肠等消化器官的血液流向肝脏的静脉，这些流入肝脏的血液形成肝静脉血，流向肝脏后面的下腔静脉。

观察了血管之后，一次性取出剩下的十二指肠、胰脏、脾脏。

接下来解剖十二指肠和胰脏。十二指肠的形状很像字母C，中间包裹着胰头，十二指肠柔软而干爽，左边延伸的部分变细。

脾脏位于十二指肠向左延伸的胰脏附近的地方，颜色呈红黑色，与肝脏相近。脾脏被结实的膜包裹着，材质与肝脏完全不同。

胰脏将含有消化酶的胰液通过与总胆管合在一起的胰管送入十二指肠。

解剖时必须看清血管的走向。

脾脏是一个简单的脏器，它的作用与淋巴结一样，是免疫细胞的集中区，另外脾脏还有破坏衰老红细胞的作用。人们以前认为这个脏器没有太大必要，受损之后通常摘掉。现在发现摘掉以后，人体免疫力会变得低下，容易患传染性疾病，所以最好还是保留下来。

左右肾脏的高度不同

肾脏深埋在脂肪里面

腹腔中的内脏主要是消化器官，只有肾脏这个泌尿器官还在腹腔里。腹腔里并排纵向分布着两根粗壮的血管，即腹主动脉和下腔动脉，然后横向有两个粗壮的分支，分支的尽头就是蚕豆形状的肾。从心脏流出的血液的20%进入了左右两个肾脏。

为了让读者看清内脏的位置和形状，《人体结构图》通常情况下不画后边，肾脏好像在身体里悬浮着，那么肾脏到底固定在哪里呢？肾脏隐藏在腹膜后面，它是后腹膜脏器，与腹膜无连接。它被埋在脊柱两侧腹后壁的脂肪里，被脂肪固定，不会下沉。

仔细看能发现，左肾高，右肾低，这是因为右肾要躲开右侧的肝脏。

肾上腺像帽子一样盖在肾脏上面，它与肾脏并不相连，它们之间被少量脂肪隔开。

肾脏

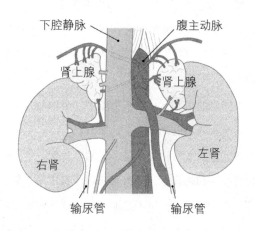

切断粗壮的动脉、静脉和输尿管，将左右肾脏和肾上腺同时取出，肾上腺与肾脏分离。

观察肾脏的内部比观察其外部更加重要，所以用手术刀将肾脏纵向切开，仔细观察肾脏的断面。

制造浓稠尿液不是一项简单的工作

在肾脏的中心部有一个堆积血管和脂肪的地方，它的形状很像洞穴，称肾窦。仔细观察肾脏断面，朝向被膜的外侧和进入肾窦的内侧的颜色不同，外侧称为皮质，内侧称为髓质，皮质的颜色偏红。

髓质分为十几块，每一块都是像金字塔一样的圆锥形，所以将每块髓质称为肾椎体。进入肾窦的肾椎体顶端呈乳头状，称肾乳头，肾脏产生的全部尿液都从肾乳头排出。

人体里的事儿，一般不可能用"全部"二字来概括，但是从肾乳头流出的确实是全部尿液。

盛这些尿液的叫肾小盏，它的形状像一个小茶杯。肾小盏聚集在一起称肾盂，肾盂通向输尿管排尿。制造尿液是肾脏的工作，这项工作可不是那么轻易就能够完成的。

我们无法事先决定肾脏一天必须制造出多少尿液。

大家每天吃的东西不同，所以每天水分、盐分的摄入量不同，另外人体每日通过运动排出的汗液量不同，呼吸时排出的水分也不同。

肾脏的工作是负责协调这些毫无规律的盐分、水分进出身体。如果肾脏偷懒会怎样？体内的盐分浓度是固定的，如果肾脏不工作，人体服用了含钾量高的水果、蔬菜后，血液中钾含量增高，或许会导致心脏停止跳动。

体液中盐分浓度是固定的，如果人体摄取过多盐分，为了降低盐分，就必须多分泌体液。这样的话，血液量就会增加，血压就会上升。

肾脏制造浓稠的尿液是非常困难的，制造不浓的尿液比较简单，钾和尿素沉淀在髓质里，髓质深处的沉淀浓度更高。遍布髓质的集合管离开髓质以后，水分在周围高渗透压的作用下立刻被吸走，产生浓稠尿液，然后通过肾乳头前端排出。

腹部通向大腿的隧道

"隧道"容易鼓包

腹部与大腿的分界点是大腿根部，即腹股沟。用手术刀纵向切入，剥开皮肤观察腹股沟，腹部侧面腹外斜肌腱下端增厚，称腹股沟韧带，就是从皮肤上触摸腹股沟很硬的那个地方。

腹壁肌肉连接在腹股沟韧带上，腹壁肌肉包括三层，分别为腹外斜肌、腹内斜肌和腹横肌，每块肌肉上都有一个张开的小孔，每个孔的位置错开，三层肌肉倾斜地穿过腹部和腹股沟，如同一个隧道，这个隧道称腹股沟管。

为什么腹股沟管里面是贯通的呢？因为阴囊里精巢的精管以及包在精管上的肌肉和血管（即精索）通过这里，换句话说，腹股沟管是腹部与阴囊的通路。

腹股沟管通常是关闭状态，由于它是身体的薄弱环节，穿透了以后肠子容易出来。穿透腹股沟管肠子出来的现象叫腹股沟鼓包，男性的腹股沟管比女性粗，所以男性腹股沟更容易鼓包。

女性的腹股沟不容易鼓包吗？

从腹股沟管的作用来看，腹股沟管似乎对于女性没有必要。女性也有贯通的纤细结缔组织，它与男性的结构不同。

腹股沟管

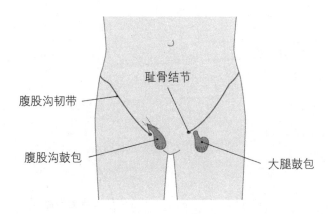

腹股沟管本来的作用是将精巢或卵巢向下方拉拽。男性通过腹股沟管的成功拉拽，精巢经腹股沟管向下移动。

女性腹股沟管没有拉拽成功，卵巢还留在腹部，只有向下拉拽的带子通过了腹股沟管，称子宫圆韧带，子宫圆韧带的作用是固定子宫。

腹股沟韧带上突起的鼓包，多发在男性身上。女性身上多发的是大腿上鼓包，位于腹股沟韧带下方，这是另外一条通路。

　　腹股沟韧带里的深层缝隙基本上被肌肉填满，只留下供大腿动脉、大腿静脉、淋巴管通过的一点点缝隙，如果肠从这一点点缝隙中露出来，就会在大腿上形成鼓包。

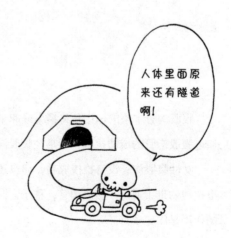

人类臀部的结构比大黑猩猩更好

直立行走练就发达肌肉

大黑猩猩的身体看起来比人类魁梧，其实这是错觉。大黑猩猩肩部宽阔，上半身肌肉发达，所以看起来非常强健，但是仔细看看就会发现它的臀部特别小。与大黑猩猩相比，人类的特点是上半身瘦小、臀部丰满。

人类臀部丰满的理由如下：第一，为了支撑腹腔内的脏器，骨盆横向扩张；第二，人类为了直立行走，必须有发达的臀部肌肉。

实际情况是怎样的呢？为了观察臀部肌肉，把遗体翻过来，剥开臀部肌肉，看到了骨盆与大腿之间的肌肉。

最外面的一大块肌肉称臀大肌，既然这里有个"大"字，肯定还有臀中肌和臀小肌。大部分臀中肌都在臀大肌的下面，只有部分臀中肌可以从臀大肌的上方看到。臀大肌连在大腿骨后侧，臀中肌和臀小肌连在大腿骨外侧高突出来的大转子上。从外表看，臀大肌、臀中肌和臀小肌之间的差异很小，但是它们对肌肉作用后的差异很大。

臀大肌开始于骨盆后侧，终止于大腿骨后侧纵向分布的粗糙隆起的上方，即臀肌粗隆。

从位置上来看，臀大肌负责拉伸股关节，让大腿骨向后侧伸展。

臀中肌和臀小肌与臀大肌的走向不同，从它们在大转子的位置上来看，臀中肌和臀小肌负责大腿横向抬高，也就是大腿向外转动这个动作。

<u>臀部肌肉</u>

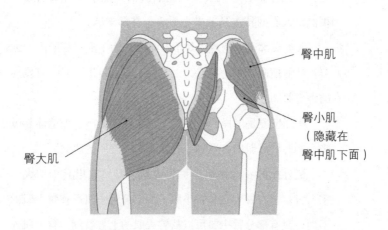

那么问题来了，人直立行走时，大腿骨有必要向后伸

展、足部有必要向横上方抬高吗？

这要从足部支撑的上体的变化情况来考虑。

股关节从弯曲状态到伸展状态，就是人从鞠躬的状态到抬起上身的状态。人体直立时，上半身前倾，臀大肌负责从后面拉住上半身，让腰部立直。单腿站立时，身体向腿部抬高的方向倒，臀中肌和臀小肌负责将身体向站在地面上的腿的方向牵引。

人体之所以能够双脚站立，正是因为有一个肌肉发达的臀部。

既然臀中肌和臀小肌的所在位置和作用基本相同，为什么不合为一块呢？因为臀中肌和臀小肌的中间是血管、神经的通道。可能以前二者是一体的，后来在人类直立行走的过程中进化成两块。

粗如铅笔的坐骨神经

从臀大肌的开始位置切入，可以看到嵌在里面的臀下神经和臀下静脉。切断臀下神经和臀下静脉，看见臀中肌，再切掉臀中肌，看见很多神经和血管从骨盆后面一个孔穿出来，其中有一根向下延伸的神经很粗，非常醒目，这根神经称为坐骨神经。

坐骨神经是人体里最长的神经，跟铅笔一样粗。坐骨神经藏在臀大肌下方。所以我们去医院打针时，若针头扎入臀大肌是很危险的，一般是扎入上方臀中肌的位置，臀中肌下面只有骨头，不会伤到血管和神经。看似非常简单的打针，也需要医生寻找身体上最安全的地方。

通过解剖实习，直接观察人体结构，更能够加深这些理解。

通常认为，脊骨中的骨髓是人体中最粗的神经，它是脑部出发的中枢神经的一部分。从脊髓出发的神经中，有几根神经始于骨盆周围并向下半身延伸，后来集中在一起，其中变粗的神经是坐骨神经。

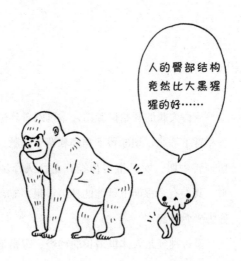

脚后为什么会有"跟"？

负责膝盖伸屈的大腿肌肉

臀部肌肉负责大腿骨向后伸屈、横向摇摆等动作，大腿骨向前抬高的动作，由大腿前侧上方的髂腰肌负责。

髂腰肌由两块肌肉合成，开始于腹股沟韧带的上方。合成髂腰肌的一块肌肉是髂骨内侧开始的髂骨肌，另一块肌肉是自腰椎开始的腰大肌，这两块肌肉在骨盆前面合为髂腰肌。

从股关节开始剥离大腿前面的皮肤，看到位于上面的髂腰肌，切掉髂腰肌翻转过来，能看见大腿前侧倾斜延伸的缝匠肌，缝匠肌自骨盆开始，与下腿胫骨上方内侧相连。

从缝匠肌的结构可知，它与骨关节运动和膝关节运动都密切相关。大腿弯曲、外翻、外旋、膝盖弯曲，这些动作连起来就是一个完整的"盘腿"动作，所以向学生讲解时，称缝匠肌为盘腿肌。

大腿前侧最引人注目的肌肉是股四头肌。股四头肌十分庞大，正如它的名字那样，它有四个分开的头，对应的肌肉名称分别为股直肌、股外肌、股内肌、股中肌。这四块肌肉最后集中到髌骨，与胫骨前面的胫骨粗隆连接。胫骨前面和大腿骨后面一样，有粗糙隆起，中间有肌肉。

膝盖伸展时用到股四头肌，比如踢足球就需要股四头肌发力。

大腿前面的肌肉负责膝盖伸展，大腿后面的肌肉负责膝盖弯曲。大腿后面的肌肉通常称作hamstring（腘肌，有时也称腘绳肌），ham是大腿的意思，string是绳子的意思。这也是一个肌肉群，包括股二头肌、半腱肌和半膜肌。股二头肌有长头和短头，因为数的方法不同，有时也认为这里是四块肌肉。

大腿后侧肌肉开始于坐骨结节，坐骨结节位于臀部坐在椅子上时的臀部座面，在膝盖后侧分为左右两块，膝盖后面朝向外侧腓骨的肌肉称股二头肌，膝盖内侧朝向胫骨的肌肉称半腱肌和半膜肌，这些肌肉中只有股二头肌的短头开始于大腿骨。

腘绳肌在膝盖弯曲时发力，很容易撕裂。

综上所述，大腿前面和后面的肌肉负责膝盖弯曲和伸展，另外还有负责骨关节内旋、膝并拢的内旋肌群，最具代表性的是大收肌和长收肌。

大腿前面和后面的肌肉，是按照股关节前面的肌肉负责股关节运动、膝关节前面的肌肉负责膝关节运动的规则分工的，可是内旋肌群的位置却在股关节下面，这好像有点不守规矩。

正是因为内旋肌群的不守规矩，当臀中肌带动股关节外旋时，在内旋肌的作用下身体才能够保持平衡，直线行走时身体才不至于左右晃动。

不知道大家有没有注意到，上肢的肌肉是向前弯曲、向后拉伸的肌肉，而下肢正好相反，下肢的肌肉是向前拉伸、向后弯曲。

解剖大腿时，观察一块一块肌肉，再观察它们的起点和终点，理解它们的作用，然后一块一块地切掉。大腿上的肌肉全部去掉之后，只剩下人体中的最大的骨头大腿骨了。

股关节血管和膝关节血管相反

解剖实习时，除了仔细观察肌肉，还要观察分布在肌肉中的血管。

骨盆的外部，也就是通往下肢的髂外动脉，从大腿前面出来之后改名为股动脉，它是下肢的主动脉。

无论上肢还是下肢，动脉通过关节时原则上都是从关节内侧通过，因为在关节外侧容易受到外界的拉拽而受损。

肩关节、肘关节、手腕关节等上肢关节都是向前弯曲的，下肢关节中，股关节向前弯曲，膝关节向后弯曲。股动脉在大腿时在前面,穿过内旋肌之后转到膝盖后面,所以膝盖以下从后面可找到股动脉。

有的较粗的静脉血管分布在肌肉深处,和动脉在一起,还有很多静脉血管分布在皮肤下面较浅的地方。这些分布在身体较浅地方的静脉,可以从皮肤表面看见,抽血和静脉注射都是在这里操作的。

手上没有"跟"

胫部是指膝盖以下小腿的地方。胫部前面没有肌肉,后面腿肚子上肌肉发达,"啃老"指的是啃小腿后面[1]。

剥离胫部皮肤以后,看见一块有内侧头和外侧头的大块肌肉,这是腓肠肌,内侧头和外侧头分别起始于大腿骨的内侧和外侧。切掉腓肠肌的上面翻转过来,能看见比目鱼肌。比目鱼肌就像它的名字那样,形状很像比目鱼。

小腿上有胫骨和腓骨,比目鱼肌开始于胫骨和腓骨的后面,与腓肠肌一起构成人体内最大的肌腱跟腱(又称阿喀琉斯腱),跟腱与跟骨(即脚后跟上的骨头)相连。腓肠肌的内侧头、外侧头以及比目鱼肌合起来统称小腿三头肌,它在

---

[1] 译者注:日语中啃小腿肚子的意思是啃老。

小腿与脚后跟

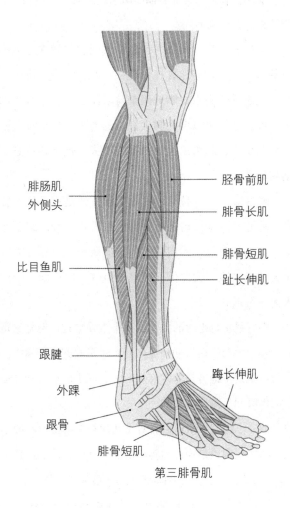

腓肠肌
外侧头

比目鱼肌

跟腱

外踝

跟骨

腓骨短肌

胫骨前肌

腓骨长肌

腓骨短肌

趾长伸肌

踇长伸肌

第三腓骨肌

脚尖用力踢地面时发力。

手部没有跟，脚部后端凸出来的部分叫脚后跟，为什么脚后跟是突出来的呢？

脚腕的关节在脚踝内、外侧之间，跟腱在远离脚腕关节的后方。这就好比杠杆原理，脚踝是支点，脚尖是阻力点，跟腱是用力点，脚后跟牵拉着跟腱，位于远离用力点的后面，这样可以增大脚尖发出的力量。如果脚后跟没有向后凸出来，脚踢出去的力量就不大。这种结构是哺乳类动物的特征。

阿喀琉斯是希腊神话里的英雄，他是有不死之躯的战神，但是最后却被暗箭射中脚后跟而亡，脚后跟是他身体上最脆弱的部位。人们用"阿喀琉斯腱"来形容脚后跟这个人体上最脆弱的部位。阿喀琉斯腱（即跟腱）受伤之后人无法行走。

脚后跟是行走时的人体的一个重要结构，但是它是脚后面的一个突起，血管和神经如何穿过足底到达脚踵呢？实际上脚后跟这个地方是非常麻烦的。脚底上的血管和神经，都是从内脚踝后侧穿过来的。

摘掉小腿三头肌以后，看见几块控制脚趾弯曲的小碎肌肉，这些肌肉也是穿过内脚踝后侧到达脚趾的。这就是说，肌肉、肌腱、血管、神经都穿过了内脚踝后侧。

穿过内脚踝后侧的如果只是血管和神经还好说，现在连驱动脚趾弯曲的肌腱都从这里穿过，严重地破坏了这里的平衡，需要一个让足底向外侧翻转的特殊手段纠正一下。这个特殊手段就是胫前的部分肌肉绕到了外侧，从外脚踝后侧通过。

从外脚踝后侧通过的肌肉，好像是为了保持内外脚踝肌肉的平衡，被强拉硬拽过来的，所以脚踝向内侧弯曲的力量（内翻力）特别大，脚踝向外侧弯曲的力量（外翻力）特别小。身体一旦没站稳，很容易造成踝关节内翻扭伤。

触摸小腿正前面，感觉这里只有胫骨。实际上这里有胫骨和腓骨，胫骨粗，腓骨细。为了保证胫骨的粗壮和强大，这里的肌肉偏向前胫骨的外侧，即小脚趾的方向。

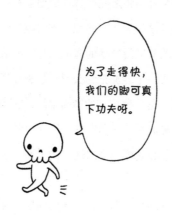

为了走得快，我们的脚可真下功夫呀。

膝盖默默支撑身体重量

膝关节的结构

解剖实习时，上肢、下肢解剖完毕之后再解剖关节。如果先解剖关节，骨头就散开了，下一项解剖就无法实施了。

身体要想能够自由运动，骨与骨之间连接的部分应该能向各个方向灵活转动。为了能够做到这点，关节应拥有以下几个结构。

第一，如果骨与骨之间严丝合缝地连在一起，那就不能弯曲了，所以骨之间需要有缝隙，该缝隙称关节腔。

第二，让关节平滑转动的润滑油称为滑液。为了让滑液渗入骨里，需要一个能够把骨头紧紧包裹在里面的袋子，该袋子称关节囊，是一种结实的结缔组织，它把骨之间的连接部分完整地包裹起来，关节腔是一个完全封闭的空间。

那么在关节腔这样一个封闭空间里面，应该从什么地方得到润滑油呢？

提供润滑油的组织贴在关节囊的内层，称滑膜。滑膜里分布着丰富的血管，润滑液可以从血液中提炼。

骨与骨之间有了缝隙，又有了润滑液，那么关节就可以自由活动了吧？等等，还差一步。

骨与骨如果直接摩擦，接触面的骨很快就被磨掉了，这怎么得了。如果是机械，必须对接触面精细加工，使之特别光滑。但是人体并没有这样做，而是采取了另外一种方法，人体在关节接触表面上覆盖了另外一种物质，即关节软骨。

软骨弹性好、光滑、含水量高，软骨受压后缩短，从中析出水分，是覆盖在关节表面上最好的材料。身体中凡是有关节处，都有关节软骨。

这样，关节就可以自由活动了。

还有，大多数关节上都有韧带，韧带是一种结缔组织，它的作用是限制并协助关节完成运动。

解剖学教科书上写着关节处有韧带，但是实际解剖过程中，多数情况下看不见韧带。

究其原因，韧带是包裹着关节的关节囊的一部分，它是发达的结缔组织纤维构成的。韧带与关节囊合为一体，无法找到二者的分界线。

体育赛事中经常有选手韧带撕裂的报道，既然看不见，为何知道撕裂了呢？

多数情况下，撕裂的不仅是韧带，关节囊以及周围的纤维组织也都一起断裂了。撕裂是指分开的断面是不规则的，而不是整整齐齐的。

此外，膝关节上有一个独立于关节囊的韧带。

膝关节支撑的重量是体重的5倍

人体全身所有的关节中，最容易受伤的就是膝关节，因为膝关节支撑着人体的重量。

大腿骨与胫骨的形状完全不同，大腿骨下端的内侧和外侧都是圆形的，胫骨上面是平的，二者的接触部分特别狭小，人体的重量差不多是由一个点支撑的。

这样的结构确实可以保证膝关节的灵活性，但是连接点过于狭小，重量全部集中在一处，而且膝关节承担的重量是体重的5倍。在这里我必须解释一下，人在平时行走时，周围肌肉为了保持膝关节稳定，必须收缩并且紧紧贴合在膝关节上，这个重量带给膝关节的冲击力是体重的5倍，而不是人在蹦蹦跳跳的时候，带给膝关节的冲击力是体重的5倍。

在这个基础上，人运动时膝关节承担的重量更大，关节软骨因承受不住经常损坏，为了避免发生这种情况，半月板从周围的关节囊中突出来，插在胫骨和大腿骨中间，扩大了胫骨和大腿骨的接触面积，分散了重量，减轻并缓冲了关节的负担，有效地防止了膝关节损坏。

即使这样，人体在做激烈运动时，膝关节仍然很容易受伤，最常见的是半月板损伤。软骨虽然是极好的材料，但是有一个缺点，里面没有血管。所以一旦膝关节受伤，根本无法自愈，患者都是疼痛得无法行走。

为了解除痛苦，必须通过手术摘除软骨。手术只能够帮助患者解除一时的痛苦，半月板的缓冲作用没有了以后，重量倾斜地压过来，软骨极易受到磨耗，患者易得膝关节疾病。如果病症严重，还需通过手术更换人工膝关节。

膝关节

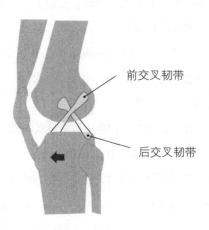

如果膝关节严重受伤，受伤面积甚至到达关节囊，这种情况只需把半月板缝上。因为关节囊周围有血管，结缔组织

进入血管之后，半月板可以长好。所以近年来，针对半月板损伤，医生基本上都实施缝合手术。

但是如果受伤不严重，受伤面积只停留在软骨上，那是治不好的。这种情况下，必须通过手术把受伤面积扩大。也就是说，受伤越重反而越容易治好，真是太不可思议了。

髌骨的本质

剥开膝盖皮肤，能看见关节前面的股四头肌肌腱一直延伸到胫骨，称膝关节韧带，它的下面是通常被人们称作"膝关节托盘"的髌骨。

人体全身共有206块骨头，其中没包含髌骨。为什么没将髌骨统计在内呢？因为它与身体中原本固有的骨头不一样。

髌骨是在膝盖韧带中后来形成的骨，这类骨叫籽骨。

手指中也有籽骨，但是太小了，不足以引起人们的注意。膝盖的籽骨特别大。正因为有髌骨，股四头肌的肌腱才能够完成大角度转动。换句话说，髌骨就像个滑轮一样长在膝关节的外面，肌腱在髌骨的作用下，轻而易举地就能改变转动的方向。

弯曲膝关节时，肌腱的方向必须随之发生变化，这个变化正是在髌骨的作用之下完成的。

膝关节韧带实际上就是股四头肌的肌腱，它在髌骨下方，与髌骨和胫骨相连。如果换一个角度，股四头肌的肌腱一直向下延伸到胫骨，髌骨在它们中间，那么膝关节韧带是否应该是肌腱，而不是韧带呢？

膝跳反射大家听说过吗？

大家去医院检查时，医生在膝盖下面敲一下，腿会不由自主地抬起，这就是膝跳反射。这是敲打膝关节韧带之后，股四头肌被牵拉出现的反射性收缩。如果敲打之后足部抬起，说明神经反应正常，如果没有反应，说明神经出现异常。

这里到底应该叫膝关节韧带，还是叫膝盖肌腱呢？到目前为止还没有人讨论过，今后或许会受到人们的关注。

铰链式的十字韧带

手术刀沿着膝关节韧带切割一周，可以摘掉关节囊，但是这时还无法摘除膝盖，因为膝盖上还连着十字韧带。

膝关节两侧有驱动膝盖屈伸的、纵向分布的内侧副韧带和外侧副韧带，这两个韧带可以防止膝关节扭曲或者发生横向错位等现象。

内侧副韧带与关节囊合为一体，外侧副韧带与关节囊分开。形成这种情况的原因是关节囊位于大腿骨与胫骨之间。内外副韧带的延伸方向不同，内侧副韧带在大腿骨与胫骨之间，外侧副韧带在大腿骨与腓骨之间，关节囊的位置靠近胫骨，外侧副韧带向腓骨方向延伸，所以与关节囊分离。

基于这样的结构，切除膝关节时，连同两侧的副韧带也一起切掉。

其他的关节，只要切掉韧带就可以摘除关节，只有膝关节不是这样，膝关节内部也有韧带。膝关节内部的韧带有两根，称前交叉韧带和后交叉韧带。内部有两条独立韧带，是膝关节区别于其他关节的最大特征。

铰链式交叉韧带

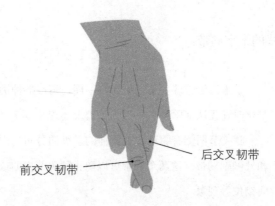

前交叉韧带 —   后交叉韧带

前交叉韧带的作用是防止胫骨滑动到大腿骨前面，后交叉韧带的作用是防止胫骨滑动到大腿骨后面，二者的合力可以保证膝盖稳定。

交叉韧带正如它的名字那样，两根韧带交叉在一起，形成一个十字架的形状，十字架的方向不好确定，课堂上老师会教给学生一个简单记忆的方法。

将右手中指搭在右手食指上，正好就是右膝交叉韧带的形状。中指好比前交叉韧带，自外侧向内侧、自后上方向前下方延伸；食指好比后交叉韧带，方向与中指相反，自前上方向后下方延伸。

这样膝盖的位置就被固定住了。

摘掉前后交叉韧带之后，大腿骨和胫骨分开了，现在可以仔细观察二者的接触面，被胫骨上面遮盖着的就是半月板。

骨盆与生殖器

女性生殖器多在骨盆内，男性生殖器多在骨盆外

男性和女性膀胱的解剖顺序是相同的，尿道和生殖器的解剖顺序则不同。解剖大多数男性生殖器需在骨盆外操作，解剖大多数女性生殖器需在骨盆内操作。换句话说，生殖器在骨盆内和骨盆外时的操作是不一样的。

解剖生殖器时，男性遗体小组和女性遗体小组需在一起操作。解剖实习时使用的遗体基本上是男女各半，但是捐献遗体者以女性居多，有时不能保证男女遗体数量相同。

骨盆的解剖是从骨盆底部会阴处开始的。解剖男性会阴，需解剖阴茎和睾丸，睾丸在解剖学中被称作精巢。

阴茎由尿道海绵体和阴茎海绵体两种海绵体构成，阴茎受性刺激之后勃起。尿道海绵体的前端叫阴茎龟头，它被一个蘑菇形状的小伞盖着。

海绵体呈海绵状，里面血液丰富，海绵体表面覆盖着结实的结缔组织。阴茎受刺激后血液流入，海绵体变大变硬。

很多人以为阴茎是由肌肉组织构成的，实际上阴茎是由海绵体构成的。

首先将上面的阴茎龟头与阴茎海绵体分开，拿掉尿道海绵体，观察阴茎断面。

阴茎头

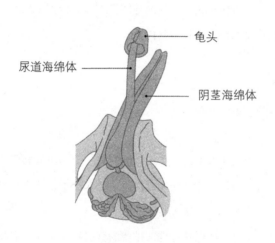

精巢的位置在股间下垂的阴囊里，阴囊的形状很像一个袋子，阴囊皮肤上有极细小的褶皱，这是皮肤下面的平滑肌收缩造成的，可能是为了降低精巢的温度。

表面上看精巢与尿道出口很近，解剖后发现，这两者的距离实际上一点都不近。

精巢产生的精子被送到精巢上面的附睾里，附睾里是曲折弯曲的管道，这里也是精管的起点，精管从这里开始搬运精子。精管先从阴囊向上到达腹股沟，穿过腹壁进入腹腔，然后转到膀胱后侧，穿过前列腺到达尿道。精子在被排出体外之前，在体内绕了一大圈。

　　看到精子通过的这条线路，感觉真是有趣啊，精管在尿道上的出口只有针眼大小，不仔细看都看不见。

　　与男性相比，女性的会阴没有什么特别突出的地方，女性重要的部分都在骨盆内部。

骨盆底部的两个膈膜

　　骨盆的作用是托住下沉的内脏。但是从骨骼形状上看，骨盆是向外扩张的筒状结构，底部是个洞，那么腹腔中的内脏不是全都掉下来了吗？

　　无论男性还是女性，排便的肛门和排尿的尿道都位于骨盆的底部，特别是女性，骨盆底部还需有分娩时使用的产道，所以骨盆的底部不能是骨结构。

　　骨盆的底部是由两个"膈膜"组织填充的。其中起主要作用的是肛提肌，开始于骨盆壁，穿过直肠呈U字形紧紧包住骨盆底部，肛提肌前面有个小口，这是膀胱的出口，尿道从这里穿过。

骨盆底部被这样一个膈膜托着本来已经足够，但是前面还有一块肌肉，称作尿生殖膈。

　　肛提肌和尿生殖膈结结实实地填上了骨盆底部。

　　解剖时，由于骨盆盆膈上面覆盖着结缔组织，是无法直接看到的。骨盆盆膈上面覆盖着的结缔组织里含有大量脂肪，比皮下脂肪还硬，先用解剖镊去掉之后，才能看见骨盆盆膈。

　　肛门四周紧致的肛门括约肌附着在肛提肌末端的孔上，直肠在此处变细压住出口，有出口的地方都有括约肌。

骨盆盆膈

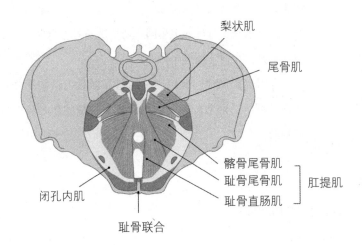

从膀胱出来的尿道和女性的子宫、阴道通过尿生殖膈。

阴道上没有括约肌，尿道出口处有紧紧闭合的尿道括约肌。

肛门和尿道平时必须都是关闭的，如果不是这样，当身体中积存了粪便和尿液，就会滴漏出来。

那么当身体感觉到尿意或者便意的时候，如何打开这个关闭的出口呢？

尿道括约肌和肛门括约肌，都是尿道内括约肌、肛门内括约肌和尿道外括约肌、肛门外括约肌组成的双层结构。内括约肌是平滑肌结构，外括约肌是骨骼肌结构。人体排便或排尿，是这个双层结构互相协调的结果。

当便意来袭时，直肠壁的平滑肌反射性收缩，肛门内括约肌松弛，这时是可以排便的，但是肛门外括约肌收缩，让便不要排出来。待进入卫生间一切都准备好，身体一使劲，腹压上升，大便才被排出体外。

排尿也是同样。肛门内括约肌和尿道内括约肌是自己无法控制的，而肛门外括约肌和尿道外括约肌是自己可以控制的。

取出骨盆中的内脏

要想取出骨盆中的内脏，必须切断骨盆。首先把骨盆中的内脏全部推向右边，从前方的耻骨联合处开始，用手术刀切入，骨头用切骨锯锯断，将骨盆分为左右两部分。切割的时候必须十分小心，如果损坏了直肠，就会有粪便喷射出来，可以先把直肠推到前侧，让骨壁之间留出缝隙，这样解剖锯容易操作，然后按着一个一个的内脏，切断与壁相连的血管、神经和结缔组织，这样骨盆中的内脏就被取出来了。

如果解剖者解剖的是女性的遗体，在这里可以观察到子宫、输卵管和卵巢。子宫比鸡蛋还要小一点，形状非常可爱。把子宫从中间切开，观察内部，可以看到子宫内部非常小，肌肉的厚度也就是肉眼可以看到的程度。子宫壁是平滑肌，妊娠时平滑肌拉长，子宫变大，子宫壁变薄。

子宫的旁边是输卵管，卵巢在输卵管的前边，输卵管的一端像喇叭一样张开包着卵巢的上方。切开卵巢观察断面，可以肉眼看到经常在解剖图上看到的形状。

解剖使用的遗体大多是老年人，看不到卵子。有时逝者生前患过子宫疾病，有可能没有子宫和卵巢。解剖实习时，也会遇到这种情况。

有时在遗体上能看到手术留下的痕迹，有的逝者缺少部分内脏。学生可以在解剖过程中，思考逝者生前所患的疾病和生活习惯。

膀胱与消化器官的共同点

　　用手术刀从膀胱上方纵向切下来，可以看到膀胱里面的样
子。膀胱壁是由平滑肌构成的，尿充盈时膨胀，无尿时收缩。

　　解剖实习使用的遗体都是事先在福尔马林溶液中浸泡过
的，膀胱很硬，无法观察到膀胱收缩时的模样。

　　膀胱底部正中央有一个小孔，这里是尿道的起点，尿从
这里排出。膀胱的后面左右各有一个小孔，这里是连接肾脏
的输尿管口。这三个点连接在一起称膀胱三角。膀胱三角比
周围的壁厚而且很硬。

膀胱三角

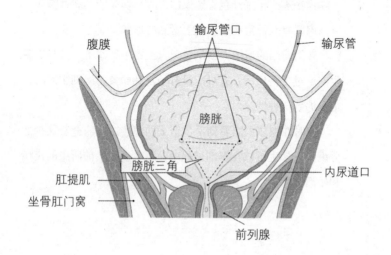

膀胱三角与膀胱其他部分的组织起源不同。膀胱里的绝大部分组织与肠道等消化器官的组织相同，具有收缩性，但是膀胱三角与肾脏等泌尿器官的组织相同，比较硬，不具备收缩性。

综上所述，膀胱是消化器官和泌尿器官交合在一起的脏器。

观察完膀胱以后，下面切开尿管。尿管通常状态下也是收紧的，只有当有尿液流入时才张开。尿管内壁紧致，里面布满褶皱，断面呈星形。

男性尿道长，女性尿道短，二者中谁的性能好呢？

女性由于尿道短，常常憋不住尿，而且尿道被细菌感染后，容易引发膀胱炎，这是尿道短的弱点。男性没有这种情况，男性可以站立着小便，但是由于尿道长，容易在中途堵塞，造成前列腺压迫。

男女的尿道组织是相同的，各有优缺点。

开始解剖头部

砍头的匠人与断头台

对头部进行解剖，首先要做的工作是断开头颅。如果头颈连在一起，就很难对头部进行解剖。事实上将头部与颈部分离是一件十分困难的工作。

遗体事先去掉毛发，先将头部翻转，手术刀从头颅的后部切入，小心地去除掉肌肉，然后用手术刀从脊椎管的椎弓切入，一直向下打开头颅的下部，此时头盖骨与脊柱之间的关节清晰可见。

断开头部需分两步进行。第一步用手术刀切入第一颈椎和第二颈椎之间的间隙，打开关节。为了不同时切断椎骨周围的内脏、血管和神经，手术刀的位置应尽可能地远离脊柱，然后切入第一颈椎和第二颈椎之间的间隙，这时头盖骨仍与第一颈椎相连。

第二步，用手术刀、解剖钳、铁钳等工具，将第一颈椎与头盖骨分离。这样就可以只针对头颅进行解剖了。

像这样切除头颅，首先必须分开关节，操作上是非常有难度的。

据说江户时代的那些专管砍头的匠人，能够刀起头落，实际上要想做到他们说的那么干脆利落，刀子必须落到第一颈椎和第二颈椎之间，能够每次做到这一点的，真可谓神人也。

第一颈椎与第二颈椎

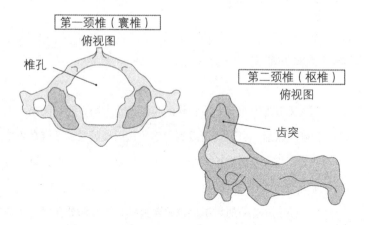

第一颈椎（寰椎）
俯视图

椎孔

第二颈椎（枢椎）
俯视图

齿突

颈椎由第一颈椎到第七颈椎七块骨骼组成，第一颈椎与第二颈椎的结构比较特殊。第一颈椎的形状像一枚戒指，第二颈椎的上部有一个齿状突起，该突起嵌入第一颈椎的圆环里形成一个轴，如同车轴一般，第一颈椎是可以灵活转动的，所以我们的头部可以自由转动。正因为如此，第一颈椎称为寰椎，第二颈椎称为枢椎。

在切除头颅的时候，最好能够一刀切中第一颈椎与第二颈椎之间的齿状突起，但是要切中如此狭小的部位，实在太困难了。那个年代尚未发现X射线，那些专管砍头的匠人到底是如何做到刀起头落的，真应该称他们为"大佬"，如果不幸碰上一个砍头"小白"，那就太可怜了。

说起法国人使用的断头台，倒是不需要技术，也不会造成失败，虽然这项发明是那么残酷。

头盖骨内侧的硬膜

头盖骨内侧有一层坚硬的膜包裹着大脑，称作硬膜。去掉硬膜以后，可以清楚看到大脑。这层硬膜紧紧贴合在头盖骨上，与大脑的连接成分并不多。如果不多加注意，解剖时就会与头盖骨一起摘走。

硬膜并非简简单单地包裹着大脑，它有两处在嵌入大脑时形成了大大的褶皱。一处是垂直嵌入左右大脑半球时形成的，称大脑镰；另一处是水平嵌入大脑与小脑之间时形成的，称大脑幕。

因为硬膜在大脑的垂直、水平两个方向上形成了褶皱，所以如果粗暴地拉拽硬膜有可能损坏大脑，解剖时需在适当处切断硬膜，这样才能把硬膜与大脑分开。

解剖实习时硬膜已经事先从大脑中取出，只让学生观察头盖骨上残留的硬膜。

硬膜与肌腱和韧带同样，是胶原蛋白结构的结缔组织，轻薄而结实，颜色与骨相似，接近白色。

实施头部手术的患者，需切掉硬膜移植人工硬膜，用人工硬膜包住颅骨后，将头部合上。

通常移植了人工硬膜以后，免疫系统会产生拒绝反应。为了避免这种现象的发生，通常事先去除产生免疫反应的成分，将纯粹的近胶原蛋白物质植入脑中。

硬膜中分布着静脉，称硬膜静脉窦，输送到脑部的血液全部集中在这里，从脑底的颈静脉孔形成颈内静脉流出脑部。

大脑存在的空间叫头腔，头腔上有很多孔，进出大脑的血管、从大脑出发的神经都通过这里，解剖实习时，这里必须仔细观察。

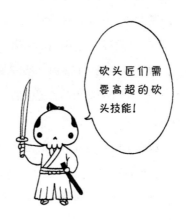

砍头匠们需要高超的砍头技能！

观察感觉器官

鼻腔连接着头部的每个地方

为了仔细观察鼻腔和口腔，需将头部纵向切开分为左右两部分。用切骨锯切开骨骼，用手术刀切开其余的软组织。头部的后面已经被切掉了，现在只切开前面还是比较轻松的。

鼻腔是头骨中间凹陷的一个大洞，头部正中间的鼻中隔将头部分为左右两半。学生在解剖时，一般都无法正好切成等分的两半，通常都是偏向一边，那么就把剩下来的鼻中隔切下来，仔细看看它的内部结构。

取下鼻中隔，横壁上突出来的部分叫鼻甲，共有上、中、下三个，全部为黏膜覆盖的骨质结构。鼻甲下方是空气通道，也分上、中、下三个。

鼻腔不仅是空气出入的通道，而且其空洞的细小通路连着头部的四面八方。

首先，在鼻腔周围的骨头中有四个空洞，称鼻窦。额骨处的空洞称额窦；上颌骨处的空洞称上颌窦；筛骨处的空洞称筛窦；蝶骨处的空洞称蝶窦。每个空洞都有开口，所有开口最终都通向鼻腔。

第二条通路是鼻腔与眼部连接的鼻泪管。眼泪通过内眼角流向鼻泪管，再从鼻腔流出，所以哭泣的时候鼻涕也流出来，就是走的这条通路。

鼻腔

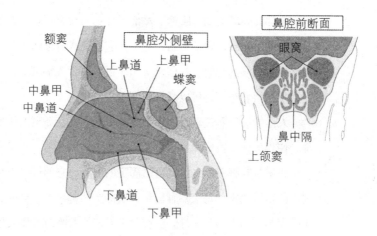

第三条通道是与耳部连接的咽鼓管。严格地说，这条通道不是从鼻腔开始的，它是从鼻腔后面的咽部上方开始的，然后通过耳部深处的鼓膜，再向后面一直到达中耳。

所以当人体因感冒导致鼻腔黏膜发炎时，病菌进入耳部，会引发中耳炎。

综上所述，鼻腔连接着头部的各个地方。

鼻腔空洞是为减轻头部重量

解剖后发现，头部骨骼内部有许多空洞，这些空洞都与鼻腔相连。头部的骨骼是有一定形状的，但是鼻窦没有固定的大小和形状，每个人的个体差异非常大。

头部集中了大脑、眼部、鼻部、耳部和口腔，它们有各自负责的工作和固定的形状，为了让它们完成自己的工作，需要提供足够的空间。这些空洞当然可以用骨头给填上，但是如果保留着空洞，可以减轻头部重量。

人体的头部非常重，如果把空洞填上，就会加重人体重量，使得人体失去平衡，这也是鼻窦形成的原因吧。

鼻窦与肝脏一样，没有自己固定的形状，它的形状由它周围的器官决定，每个器官留给鼻窦的空间都是不一样的。正是因为每个人的不一样，鼻腔与声音产生共鸣时音质发生差异，我们才能分清谁在说话。

平时没有想过鼻孔深处是什么样的，用棉棒伸进去看看，鼻孔真是深不可测。鼻孔跟腋下的情况是一样的，一旦切掉洞穴的壁，根本找不到鼻腔原来的位置。

颞下颌关节的奇妙结构

一块软骨决定颞下颌关节的开合

解剖颌部时，需要注意几个重要部位。第一个是位于耳部前面侧头部的驱动颞下颌关节运动的关节和肌肉。颌部关节称颞下颌关节，颌部肌肉称咀嚼肌。

耳部前侧有一块横向延伸的弓形骨，称颧弓，它是咀嚼肌组成部分之一的咬肌开始的地方，咬肌结束的地方在下颌骨后下方。咀嚼肌的另外一块肌肉颞肌，从颧弓深层通过。

捏住颧弓的上下两处，紧紧地合上牙齿，发现肌肉明显变硬，这就是咀嚼肌。

切掉颧弓下方的咬肌并向下翻转，能看见下颌骨。用切骨锯锯断颧弓尽量靠前的部位和尽量靠后的部位，能看见颞肌结束的下颌骨。

抬起颞肌，看见下面的动脉和静脉以及分布在深层的肌肉。颞下颌关节在耳部前面，紧贴着颧弓后面的地方。看准下颌骨上端的位置，用手术刀切开颞下颌关节的关节囊，能看见颞颌关节的骨骼结构。

　　颞颌关节上面的骨骼称颞骨下颌窝，下面的骨骼在关节突起的前端，称下颌头。下颌窝和下颌头通过夹在中间的一块软骨相接，该软骨称关节盘。如果没有关节盘，颞下颌关节是无法工作的。

颞下颌关节的关节盘

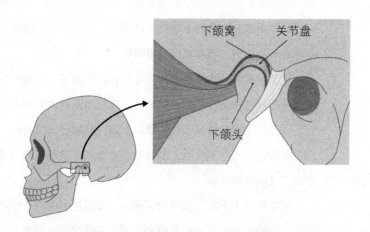

　　正因为有关节盘，下颌窝和下颌头之间有了缝隙，下颌骨与上面的头盖骨之间不仅可以上下开合，还可以前后移动。如果不能同时做这些运动，就无法咀嚼食物。比如只能上下运动，就只能嚼断食物，而无法嚼碎食物。

关节之间有软骨的结构非常少见，除了颞下颌关节之外，手腕上的关节也是同样的结构。

手腕上有尺骨和桡骨，手腕上的骨与桡骨直接连接，而位于小指一侧的尺骨是通过夹在中间的一块软骨与手腕上的骨相连，手关节中的桡腕关节，是与尺骨没有关系的。

颞下颌关节和手关节，是两个变异的关节。

治疗牙齿实施的麻醉术

观察完颞下颌关节之后，取下下颌骨，能看见下颌骨里有许多连接着口腔的血管和神经。切断下颌骨，观察与牙齿连接的血管和神经。

解剖的遗体多为缺少牙齿的老年人，能看见下颌骨前面突出来部分的皮肤下面，有穿过下颌骨内部的血管和神经，这是颏神经，它是下颌神经分叉以后形成的下牙槽神经再一次分叉以后形成的。

颏神经负责下唇、下颌前牙、臼齿颊黏膜的感觉。看牙时实施局部麻醉后，不仅疼痛感消失，连同下嘴唇也跟着一起发麻，只要麻醉劲儿不过，喝水后嘴唇闭不拢，水会从嘴里流出来。

眼球周围堆积着脂肪

驱动眼球转动的机构

眼球所在的凹陷区域称眼窝，眼窝也是骨骼围起来的洞穴。眼眶上壁的骨骼是位于头腔前面的头盖骨突出的部分。

解剖眼窝时，先凿开前头盖骨突出的部分，然后从上面观察眼窝的样子。用骨凿凿掉前头盖骨突出的部分后，能看见一层白色的膜，称眼窝骨膜。用解剖剪将眼窝骨膜摘掉以后观察眼窝的模样，首先能看到的是分布在眼球周围、紧紧地埋在眼窝缝隙里的脂肪。

我们的眼球可以自由转动，几乎能看到任何一个方向，它的周围绝对不是被骨骼紧紧固定住的。对于眼球里面的肌肉、血管和神经来说，眼球周围软软的脂肪组织是它们最需要的环境。

眼窝中的脂肪与皮下脂肪完全不同，眼窝中的脂肪含水量高，呈清澈的黄色，特别柔软，用解剖镊可以轻易地将其取出。

皮下脂肪是被胶原蛋白形成的膜包裹在里面的，眼窝中的脂肪呈柔软的颗粒状，连接每粒脂肪的胶原蛋白极其幼嫩，可以成串地将其摘出。柔软的脂肪为眼球的自由转动提供了良好环境。

脂肪包附眼球的方式因人而异，巴塞杜氏病（免疫性疾病之一）的症状是眼球突出，该疾病的原因是作用于甲状腺的抗体作用在眼球周围的脂肪上，引发炎症，造成眼部周围的脂肪变大，眼部浮肿。

人体变瘦以后，眼窝脂肪减少，眼睛深陷显得较大。为了眼睛的正常工作，眼部需要有适量脂肪。

去掉眼窝处的脂肪，能看见从眶上裂进入的脑神经分支，这些神经分布在前面，下面还有一条上提眼睑的肌肉，叫上睑提肌。

去掉脂肪以后，能看见六条帮助眼球运动的肌肉，称眼球外肌。上睑提肌的下面能看见上直肌和靠近鼻侧壁的上斜肌，上斜肌在前面的滑轮处改变了方向，附着在眼球上；在上斜肌更深的地方能看见附着在眼球上的内直肌；在眼窝的外侧壁上能看见外直肌。

这些肌肉最后都集中在眼球后面的视神经附近。

视神经周围是坚硬的结缔组织，称总腱环，它是眼球外肌的起点。

仔细观察视神经，能看见里面有极细的动脉，它是眼动脉的分支视网膜中心动脉，在眼球内部分布在视网膜上。眼底检查就是观察这根动脉在视网膜表面的走向。

刚才说了眼球外肌一共六条，那么还有两条肌肉在哪里呢？

下面再把眼球取出来。

切开眼球前面距黑眼珠1厘米处的结膜，露出眼球表面上的巩膜，然后从眼窝处抬高眼球，一块一块地切掉附着在眼球上的肌肉，才能看见最后两条肌肉，即眼球下面的下直肌和下斜肌。

最后切掉进入眼球的视神经等神经和血管，取出眼球。

现在驱动眼球运动的六条肌肉全都找到了，这六条肌肉占用了12根脑神经中的3根，眼部的构造真是够"奢侈"啊，但是这也足以说明眼球自由转动是多么重要。

眼球外肌除了有意识地驱动眼球转动之外，还承担着一项重要工作，那就是防止眼睛看到的图像模糊。当人体运动或者头部活动时，同时也带动了眼球运动，视野模糊了以后，人体就会感觉很不舒服。为防止这种情况发生，当身体或者头部活动后，眼球会反射性地向相反方向活动，这样保证了视野的稳定，眼睛看到的图像就不会晃动，这也是眼球外肌的作用。

透明的黑眼珠

　　观察完眼球外肌之后，用手术刀切开眼球，观察眼球的内部结构。多数情况下，眼球的内部状态很差，只能观察那些能看清的部分。

　　眼球是直径约为2.5厘米的球状体，眼球壁上共有三层膜。外膜是由结实的结缔组织构成的纤维膜，纤维膜的绝大部分是纯白色的，壁较厚，这部分称巩膜。但是如果纤维膜全部都是不透明的纯白色就无法起到作用了，所以纤维膜前面的部分是透明的，它是光进入的地方，这部分透明的纤维膜称角膜。

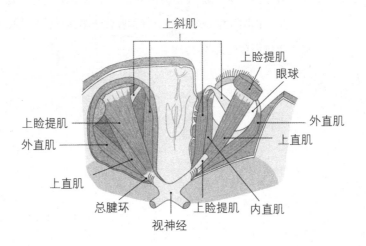

奢侈的眼部结构

上斜肌

上睑提肌

眼球

上睑提肌

外直肌

外直肌

上直肌

上直肌

上睑提肌

内直肌

总腱环

视神经

从眼球前面看，能看到黑眼球和白眼球，白眼球就是巩膜，黑眼球部分穿过角膜后面的结构呈黑色。

纤维膜内侧是第二层膜，第二层膜是血管丰富的色素膜，色素膜前部有两个凸起，一个凸起称睫状体，另一个凸起称虹膜。

睫状体通过睫状小带连接并支撑着晶状体，晶状体有聚焦的作用。当看远方物体时，睫状体松弛缩进，睫状小带拉紧，晶状体变薄；当看近处物体时，睫状体收缩并靠近晶状体，睫状小带松弛，晶状体因具有弹性恢复原状。眼球是通过晶状体的厚度调节焦点的。

虹膜是黑眼球中呈放射状的部分，中间的孔叫瞳孔，进入眼球的光量的多少，可以通过瞳孔的大小调节，就像照相机对焦的过程。

最里面的第三层膜是视网膜，这里含有感光的视觉细胞，这是肉眼无法观察到的，视网膜位于最深层，负责捕捉进入眼球内部的光线。

耳道是复杂的迷宫

没有听小骨，耳朵听不见声音

我们从外面能看到的耳部，只是耳部的一小部分，耳部的绝大部分都隐藏在头部骨骼内部。外面能够看到的耳部称外耳，包括耳郭、外耳道以及在尽头处的鼓膜；隐藏在头部骨骼内部的是中耳和内耳。中耳是指鼓膜深处的空间；内耳是再往深处的那些在侧头骨里面如同迷宫一样的复杂管状结构。

解剖耳部时，先切下耳郭，然后打开外耳道。外耳道外侧的三分之一是软骨，内侧的三分之二是骨头。软骨用手术刀切下，骨头用骨凿扩开。

在外耳道的深处可以看见鼓膜，透过鼓膜，可以看到紧靠着鼓膜的锤骨，它是组成听小骨的成员之一。

轻轻地削薄鼓膜周围的骨，用手术镊小心地将鼓膜捅破后取出，可以看见鼓膜后面的深洞，该空洞称鼓室。在锤骨的深处，能看见另外两块听小骨成员，即砧骨和镫骨。

镫骨是内耳的入口，鼓膜的振动通过锤骨、砧骨和镫骨传入内耳。

鼓室里进入空气是非常危险的。因为空气膨胀后气压升高体积发生改变，比如，乘坐高层大厦的上行电梯，外部气压发生了变化，破坏了鼓膜的内外平衡，引起耳部涨痛。此时需要耳部有一个可以调整气压的装置，鼓室里的耳管就是起这个作用的。

耳

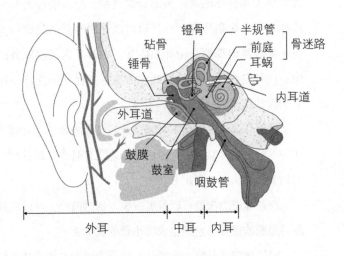

咽鼓管连接着咽喉，平时是封闭的。当耳部感到气压带来的涨痛时，猛地咽下唾液，咽鼓管瞬时打开，这样耳内部

气压就得到了调整。

或许有人会说，鼓室里面的这个充满空气的空间，是不是应该用水来代替呢？这的确不是一个好主意。正因为鼓室里面充满空气，在三块听小骨的作用下，耳朵才能听见声音。

声音是空气的振动。如果用水替代空气，负责接收声音的内耳就需要从水中的细胞接收声音，那么空气的振动是否能传播到水中呢？答案是基本不能。空气轻且密度低，无论多么激烈的振动，空气产生的能量小，根本无法驱动水分子。所以空气中的声波，基本上都会被水面反射，进入水面的很少。

鼓膜接收的声音传到镫骨底部，鼓膜的接收面较宽，而镫骨底部较窄，二者的面积比为17：1。为了使低密度的空气振动变为水振动，鼓膜上的压力应增大17倍。

声波在经过锤骨、砧骨、镫骨过程中，因杠杆原理振幅逐渐减小，能量向下集中，向水分子传递能量的力量更大。耳部这样的结构，声波的60%可以自空气传入水中。

膜迷路中液体的种类

解剖完中耳之后，下面进入内耳。这里也是一个由骨头构建的复杂洞穴，由于形状十分复杂，通常称之为迷路。洞穴中有一个与洞穴形状一模一样的膜质袋子。骨质洞穴称为骨迷路，膜质洞穴称为膜迷路。

膜迷路内部和外部的液体成分是不一样的，膜迷路外部的液体是外淋巴，它与血液成分相似，钠含量较高。膜迷路内部的液体是内淋巴，它与细胞成分相似，钾含量高。膜迷路内外液体成分的不同，对于耳部的感觉至关重要。

内耳中负责听觉和平衡的感觉细胞，全部都浸泡在膜迷路中钾浓度含量高的内淋巴液里。感觉细胞是头部长毛的毛细胞，毛晃动时，内淋巴液中的钾流入细胞体，细胞兴奋，这是内耳感觉细胞的通性，若钠流入细胞体就不会这样，为什么是这样？原因不明。

将迷路按照地形划分成三部分，前面是耳蜗，中部是前庭，后面是半规管。

前方的耳蜗是感觉声音的部分，这里的管道卷曲得如蜗牛的形状一般，所以叫耳蜗；后边的半规管，可以感觉人体在旋转运动时的平衡；中部的前庭，可以感觉人体在直线运动时的平衡。

实际解剖时，操作者根本感觉不到这里是洞穴。

紧贴着膜迷路外侧的壁是质地坚硬的致密骨，再外一层是多孔的海绵质地。从理论上讲，用骨凿从海绵质地向下凿下去，应碰到坚硬的骨迷路外侧的壁，但是实际情况大多不是这样。

学生用骨凿向下凿下去，往往能看见的是骨迷路断面，只有少数人才能观察到良好状态下的骨迷路内部。还有更差的情况，解剖外耳时，破坏了中耳和内耳，这种情况下，老师会说："下面已经没有什么可看的了，你们这个组下课吧。"当然，还可以取出锤骨和砧骨。

还有更糟糕的情况，学生在撬骨时，听小骨和其他骨结在一起掉下来，这时只能无奈地说："听小骨肯定在这里面。"

解剖课就是这样，让学生们从不断的失败中理解人体的结构，在此过程中记住各个组织的软硬薄厚以及每个部位的具体操作方法。

后记

在人体地图的带领下，大家的探宝之旅进行得怎么样了呢？如果碰到了一些难懂的词语，那么试着从它的本意出发，还是不难理解的。因为解剖术语简明地概括了人体各部位的功能和作用，是非常通俗易懂的。

人体中没有一处多余的结构，包裹在眼睛和肾脏周围的脂肪，以及为了加强脚部作用于地面力量的脚部后面突出的脚后跟等所有人体结构都是合理的存在。如此复杂而又不乏精密的结构，带给人们太多的感动。

解剖学让我们在研究人体的过程中，再一次深刻地感悟了生命之宝贵——每一个生活在这个世界上的生命，都是无可替代的独一无二的存在。

在人的身体上切割，这个过去人们心目中毛骨悚然的残酷行为如今已经发生了变化，现在关注人体的人越来越多，为医学发展而报名捐献遗体的人数也在逐年增加。

在人们的善良愿望的推动下，解剖学有了长足的发展。

解剖学教室是一片神圣的领域，进入解剖学教室的学生，应牢记逝者的愿望，以一丝不苟的科学态度，认真对待每一具遗体，从中体悟生命的伟大与尊贵。

本书的日文书名定为"有趣得让人睡不着的解剖学"，是为了向读者展示解剖学这门学问有趣的一面，实际上人体解剖是一件非常严肃的事。

人体中充满着神秘，为了解开人体中的重重谜团，我们在前人探索的基础上，又做了不懈的努力，那么你也借此机会，与自己的身体来一次对话吧！

坂井建雄